DR. MED. SIGRID STEEB

Vegetarisch.
Gesund.

Alles über vegetarische Ernährung
Mit vielen Rezepten

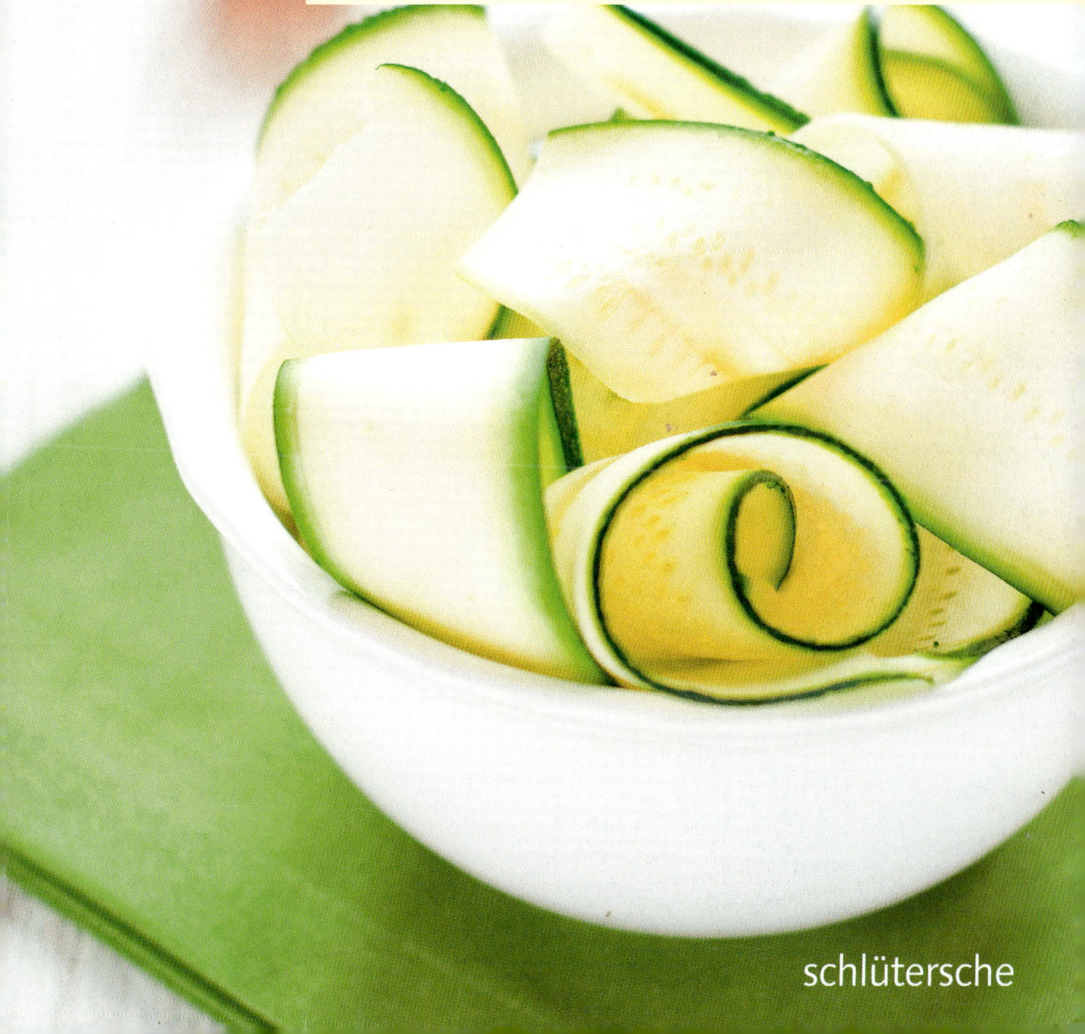

schlütersche

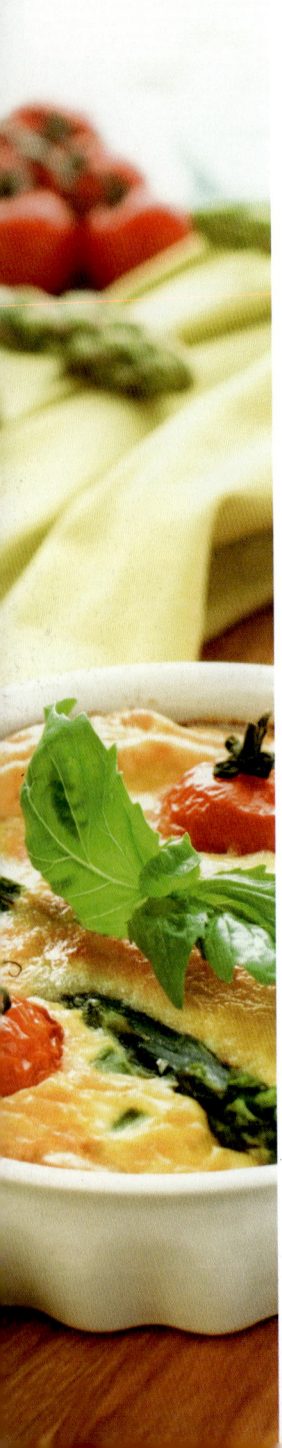

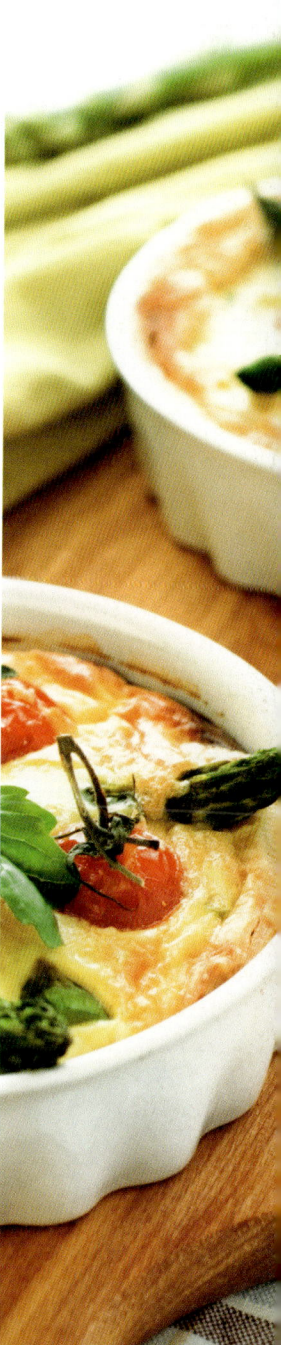

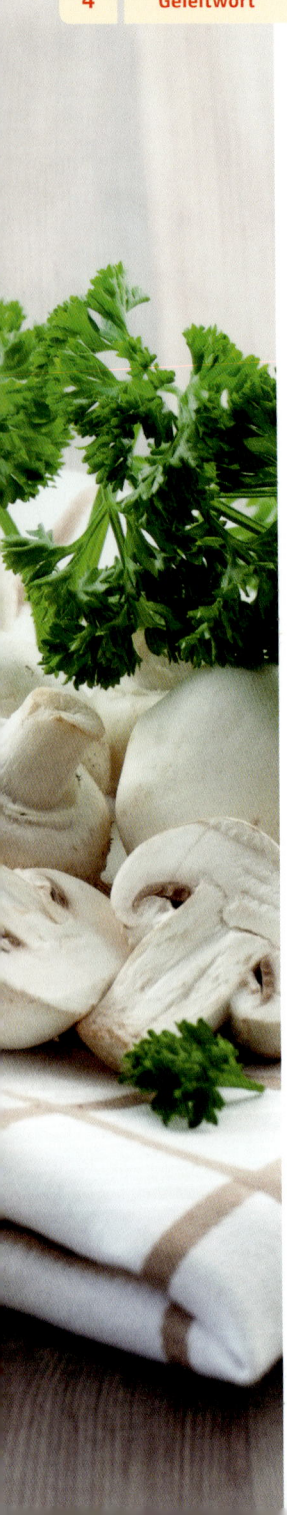

GELEITWORT

Die vegetarische Ernährung erfreut sich in Wohlstandsländern einer immer größer werdenden Beliebtheit. Wissenschaftliche Studien weltweit zeigen, dass der Vegetarismus eine ganze Reihe von Vorteilen gegenüber der üblichen Fleischkost bietet. So sind Vegetarier weniger übergewichtig, seltener krank und leben länger – meist in Gesundheit.

Mit einer vegetarischen Kost können alle Nährstoffe in ausreichender Menge für alle Altersgruppen zugeführt werden. Wenn Vegetarier eher ethisch als gesundheitlich motiviert sind, kann es bei einer einseitigen oder fehlerhaften Auswahl, Zusammensetzung und Zubereitung der Lebensmittel zu einer Unterversorgung an bestimmten Nährstoffen kommen. Die gut informierten und daher ausreichend versorgten Vegetarier sind jedoch ein Beleg dafür, dass bei einer richtig geplanten vegetarischen Ernährungsweise keine Unterversorgung eintreten muss.

Veganer meiden alle tierischen Produkte und müssen daher noch besser über die Inhaltsstoffe unserer Lebensmittel informiert sein. Sie betrachten noch mehr als die Vegetarier unsere Mitgeschöpfe mit anderen Augen und praktizieren schlüssig den im Grundgesetz verankerten Tierschutz.

Die Entscheidung der Vegetarier für ihre Ernährungsweise sollte respektiert und anerkannt werden, denn die positiven Aspekte vegetarischer Ernährung sind auch beispielhaft für die heute oft geforderte nachhaltige Lebensweise. Vegetarier gehen meist deutlich sparsamer mit Energie und anderen Ressourcen um. Neben den Vorteilen für die Gesundheit, die durch eine pflanzliche Kost erreicht wird, sind es auch eine weniger belastete Umwelt, eine geringere Schädigung des Klimas sowie eine bessere Verteilung der weltweit zur Verfügung stehenden Lebensmittel.

Diese umfassenden und nachhaltigen Auswirkungen einer vegetarischen Ernährung werden sich global auswirken, wenn immer mehr Menschen diese Lebensweise praktizieren würden. Erfreulicherweise befinden sich inzwischen immer mehr bewusst lebende Menschen auf diesem Weg. Dabei kommen sie in vielen Fällen nicht direkt zum Vegetarismus, sondern oft über die Vollwert-Ernährung, andere alternative Ernährungsformen oder durch den Hunger in der Welt und die Klimadebatte.

In dem vorliegenden Buch hat Frau Dr. Steeb die verschiedenen Aspekte und Anliegen der vegetarischen Ernährung systematisch dargestellt. Neben den theoretischen Grundlagen finden sich in „Vegetarisch. Gesund." hilfreiche praktische Tipps zur Umsetzung der vegetarischen Ernährung mit einer Vielzahl von eigenen Rezepten. Die Darstellung ist schlüssig, immer sachlich und dadurch glaubwürdig. Die vorliegende Lektüre kann ich allen Interessierten sehr empfehlen.

»Die vorliegende Lektüre kann ich allen Interessierten sehr empfehlen.«

Dem Buch wünsche ich eine weite Verbreitung, damit sich möglichst viele Menschen auf den Weg zu einer zukunftsfähigen Ernährung begeben. Nicht jeder wird das Ziel erreichen und Vegetarier werden, aber auch hier gilt: Der Weg ist das Ziel.

Claus Leitzmann
Prof. em. Dr. Claus Leitzmann
Institut für Ernährungswissenschaft
Justus Liebig Universität Gießen

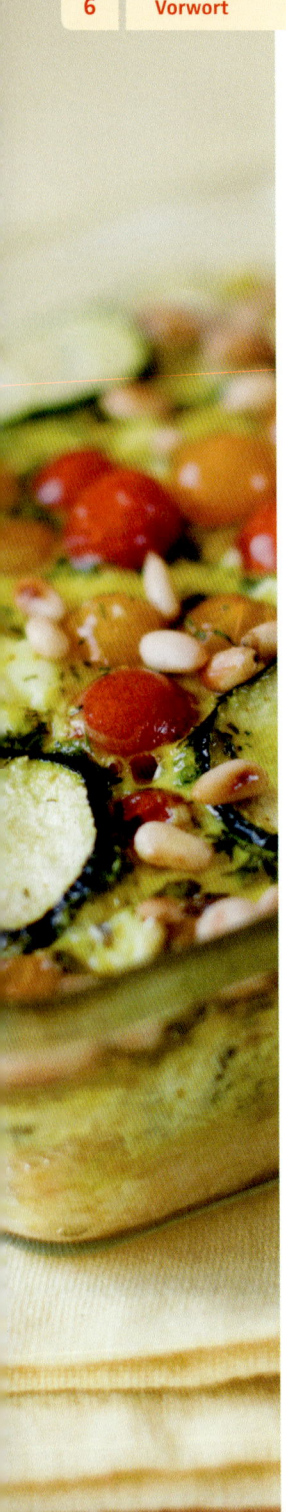

VORWORT

Liebe Leserin, lieber Leser,

auf diese Frage meiner 12-jährigen Tochter war ich überhaupt nicht vorbereitet: „Mama, kannst du nicht öfter vegetarisch kochen?" Sie hatte sich für die lebenden Tiere entschieden.

Als Ärztin war mir ja grundsätzlich bekannt, dass die vegetarische Ernährung gesund ist, doch hatte ich noch nie weiter darüber nachgedacht. Ich stimmte aus gesundheitlicher Überlegung zu, ahnte jedoch gleich die Schwierigkeiten, die auf mich zukommen könnten. Mein Mann ist im Schwarzwald aufgewachsen, wo man zum Vesper, also dem Abendbrot, Wurst und Schinken in großen Stücken isst. Unser Sohn war erst knapp 2 Jahre alt und aß bis dahin zwar alles, aber würde das auch so bleiben? Hinzu kam, dass Kochen damals nicht gerade zu meinen Hobbys zählte.

Mit entscheidend für meine positive Antwort auf Kerstins Frage war, dass ich zu der Zeit beruflich nur gering eingespannt war und auf neue Herausforderungen wartete. So machte ich mich 1994 auf die Suche nach ebenso praktischen wie schmackhaften vegetarischen Rezepten. Nur diejenigen vegetarischen Gerichte, die allen Familienmitgliedern zusagten, wurden fortan immer wieder einmal zubereitet. Sie verdrängten nach und nach Fleischbraten, Speck, Kotelett, Schnitzel, Geflügel, Würstchen und Wurstaufschnitt.

Die Mehrzahl der Rezepte in diesem Buch habe ich in meinem eigenen „Küchenlabor" entwickelt, einige davon, wie Bigosch und Marinierte Pilze, so erfolgreich, dass sie prämiert wurden. Und mein Linsenexpress ist schon bis in die Sahara gereist! Eine Nachbarin kochte ihn zu Hause vor und nahm ihn in Dosen eingeschweißt auf ihre Wüstentour mit. Mein Sauerteigbrot habe ich seit 1992 schon rund 2000-mal gebacken und ist nicht mehr aus unserem Alltag wegzudenken. Meine Kinder lieben es und nennen es treffend „Mamasbrot".

Es war nicht immer einfach, jahrelange Kochgewohnheiten abzulegen, die richtigen Einkaufsquellen ausfindig zu machen, die Vorratsküche umzugestalten, den Geschmacksnerv der ganzen Familie zu treffen und so ganz nebenbei auch noch angemessen auf Kritik Außenstehender zu reagieren. Umso erfreulicher, dass in unserem Umfeld immer mehr Menschen auf den vegetarischen Geschmack kommen. Für all diese und natürlich auch für Sie soll dieser Ratgeber ein zuverlässiger und treuer Begleiter sein.

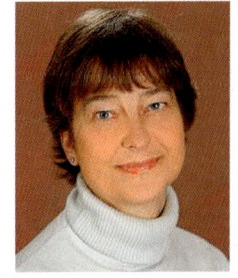

Ihre
Dr. Sigrid Steeb

Widmung
Für Vegetarier, Veganer und alle, die es noch werden wollen
Für Kerstin, die den Stein ins Rollen brachte
Für Jochen, dessen Toleranz unverzichtbar war
Für Marcel, der sich nicht beirren ließ
Für Fido, der uns bemerkenswert schnell einholte
Für Karlsson, der den Weg noch vor sich hat

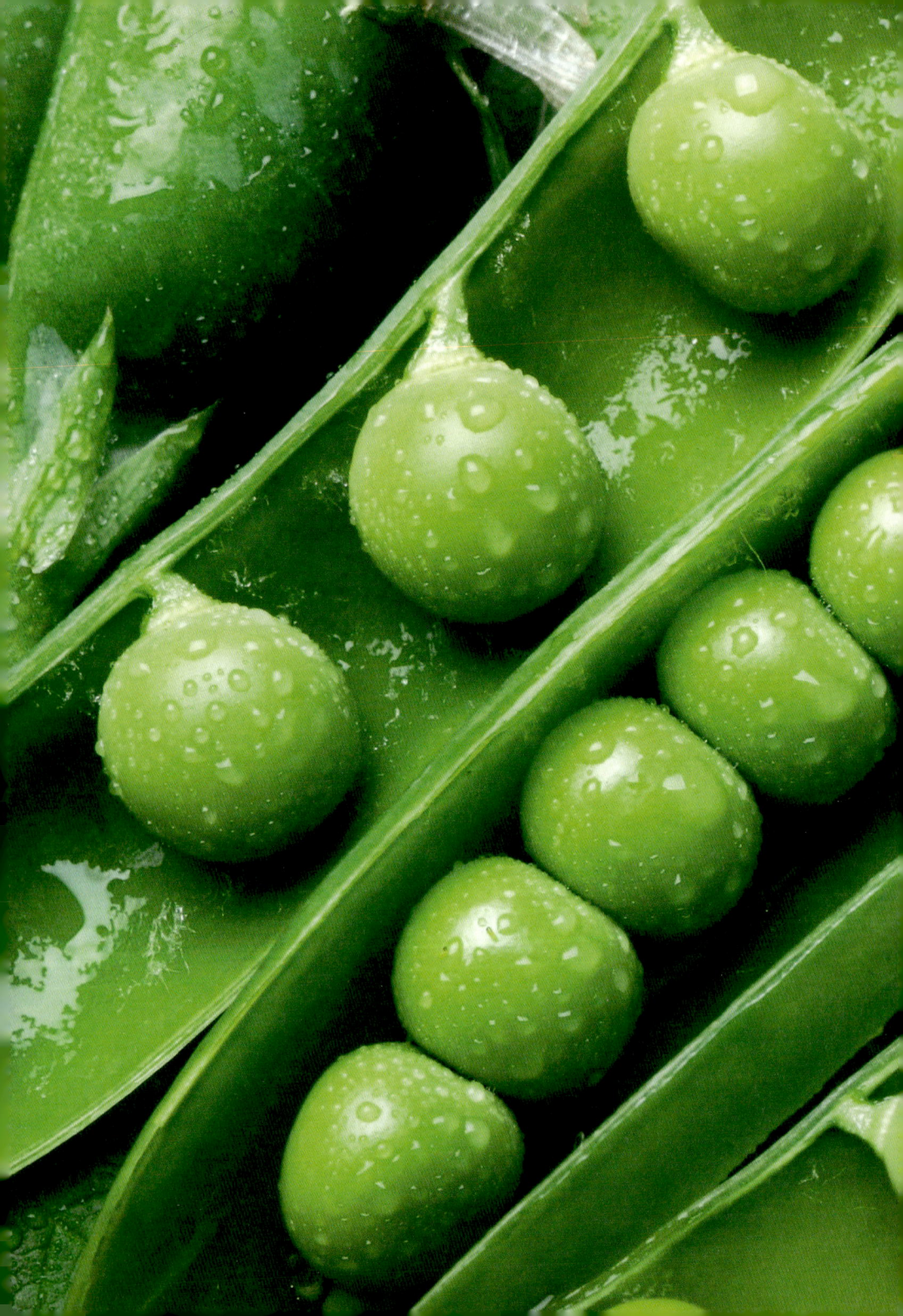

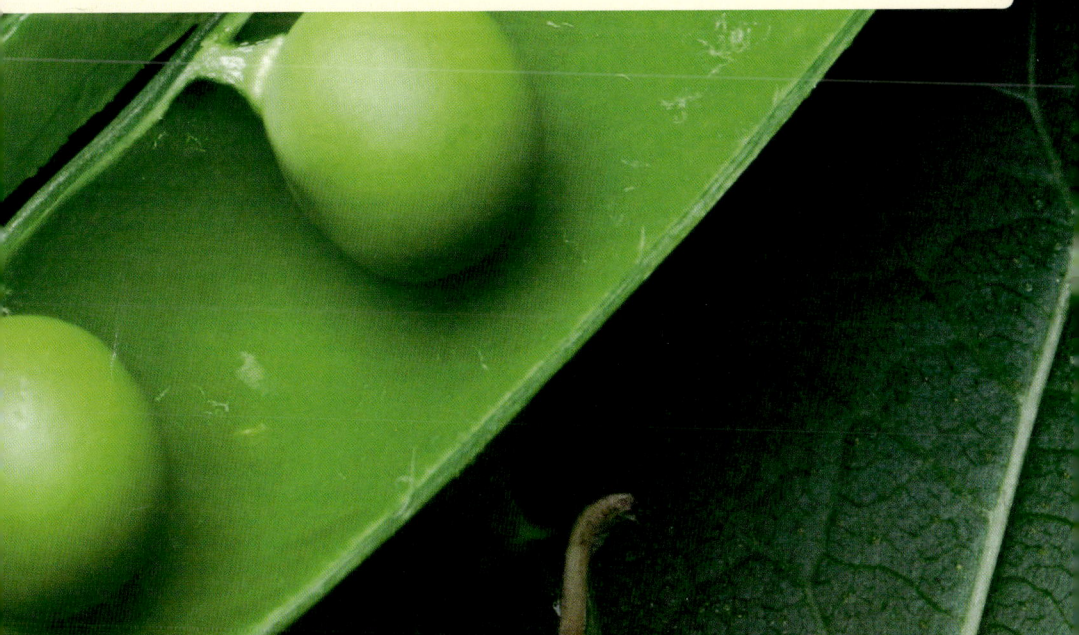

DIE THEORIE – GUTE GRÜNDE FÜR EINE FLEISCHLOSE KOST

Mit dem Kauf dieses Buches haben Sie schon den ersten Schritt auf dem Weg zum Vegetarier getan. Vielleicht leben Sie auch schon vegetarisch. So oder so ist es gut zu wissen, warum es richtig ist, auf Fleisch zu verzichten. Dieses Kapitel liefert Ihnen die nötigen Hintergrundinformationen und zeigt die positiven Effekte, die eine fleischfreie Kost auf Ihren Körper hat. Mit diesem Wissen im Marschgepäck wird es Ihnen umso leichter fallen, Ihren Weg weiterzugehen. Die Tiere und Ihre Gesundheit werden es Ihnen danken!

»Es gibt Dinge, für die es sich lohnt, kompromisslos zu sein.«

Dietrich Bonhoeffer, Theologe (1906–1945)

Eine fleischlose Kost hat viele positive Effekte auf Ihren Körper.

Vegetarismus – mehr als nur ein Trend!

Ernährung früher und heute

Der Mensch hat sich immer flexibel an das Nahrungsangebot der Erde anpassen müssen, abhängig von Aufenthaltsort, klimatischen Bedingungen, Werkzeugen, Feuer, Ackerbau und Viehzucht. Seine Ernährung war überwiegend vegetarisch, größere Fleischrationen waren selten und nur zu erzielen, wenn man lange, anstrengende Jagdwege auf sich nahm. Noch im Mittelalter war Fleisch, wie Weißmehl und Zucker, aufgrund hoher Produktions- und Handelskosten den Großgrundbesitzern, Lehnsherren und Fürsten vorbehalten.

Heute ist unsere Industriegesellschaft auf dem besten Wege von einer Ernährung zur „Vernährung". Massentierhaltung, Le-

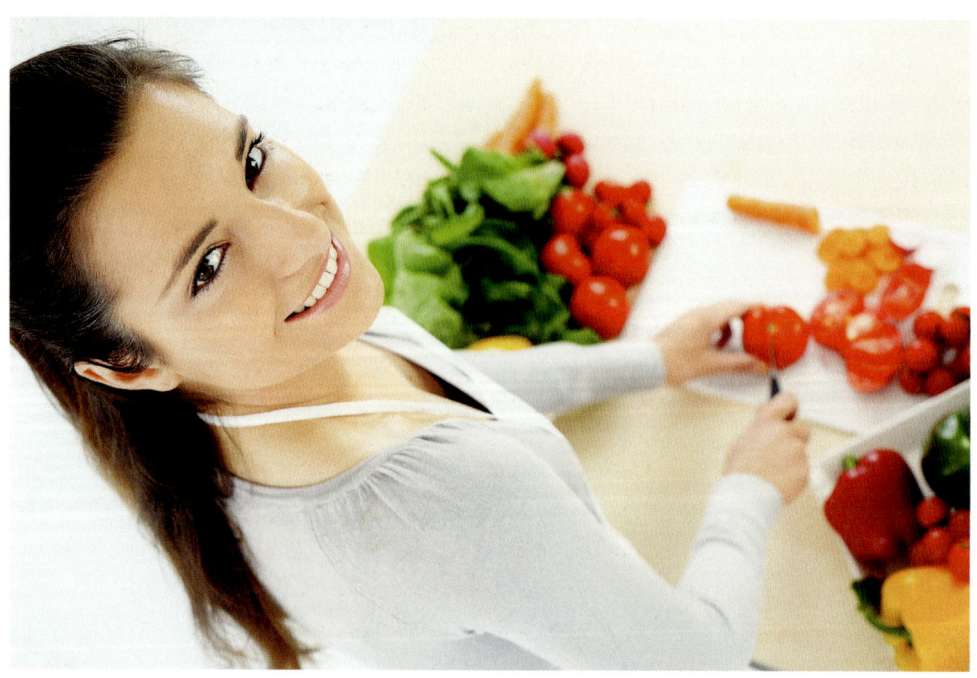

bensmittelchemie, Supermärkte, Fast Food, Convenience-Produkte, Functional Food, Essen und Trinken „to go" – die Entfremdung und Verfremdung von Lebensmitteln nimmt rasant zu. Und das, obwohl wir bestens über Massentierhaltung, Welthunger und Krankheitsursachen informiert sind! Weniger bekannt dagegen ist der Wissenschaftszweig Epigenetik, der uns lehrt, wie sich unser Lebens- und Ernährungsstil direkt auf unsere Gene und Gesundheit, ja sogar auf die unserer Nachkommen auswirkt.

Tierschutz, Gesundheit, Religion, Ökologie oder Epigenetik – es gibt viele gute Gründe, sich für eine vegetarische Ernährung zu entscheiden. Vegetarische Kost ist in vieler Hinsicht gesünder und wird die Ernährung der Zukunft sein – eben viel mehr als nur ein Trend!

Vegetarier ist nicht gleich Vegetarier

Vegetarier ist nach den Leitsätzen der Internationalen Vegetarischen Union jeder, der keine Nahrungsmittel zu sich nimmt, die von getöteten Tieren stammen. Der Begriff „vegetarisch" kommt aus dem Lateinischen: „vegetus" bedeutet rüstig, munter, lebenskräftig. Als Begründer des Vegetarismus in Europa gilt der griechische Philosoph und Mathematiker Pythagoras.

!

Egal, ob Sie sich erst auf den Weg machen oder schon konsequent vegetarisch leben, Sie sind willkommen im größer werdenden Kreis der „fleischlos Glücklichen"!

Vegetariertypen

- **Moderate Vegetarier** verzehren gelegentlich kleine Mengen Fleisch oder Fisch, beachten dabei allerdings häufig nicht die Regeln einer vollwertigen, ausgewogenen Ernährung. Doch nur wenn sie dies tun, ernähren sich diese „inkonsequenten Vegetarier" gesund.
- **Pesce-Vegetarier** meiden Fleisch, verzehren jedoch Fisch (ital.: pesce), Eier, Milch und Milchprodukte. Aus rein ernährungsmedizinischer Sicht ist dies die gesündeste aller Ernährungsformen. Für Menschen, die aus ethischen Gründen keine Tiere essen, ist sie jedoch nicht akzeptabel.

- **Sogenannte Pudding-Vegetarier** verzichten oft aus ethischen Gründen auf Fleisch. Nicht selten entscheiden sich Mädchen ab etwa 12 Jahren für eine fleischfreie Ernährung, ohne dass sie hierzu Rückhalt in der Familie haben; ihnen bleibt dann nichts anderes übrig, als nur die Beilagen zu essen. Aus ernährungsmedizinischer Sicht ist das sehr ungünstig, da diese Vegetarier oft vermehrt Käse, Sahne, Eier, Weißmehl, Fast Food und Süßspeisen verzehren, statt ihren Speiseplan durch Vollkornprodukte, Hülsenfrüchte und Co aufzuwerten. Sie essen zu viel, zu fett und zu salzig. Mangelerscheinungen sind hier fast vorprogrammiert. Denn vegetarisch zu leben bedeutet weitaus mehr, als nur das Fleisch wegzulassen.

- Erst die **Ovo-Lacto-Vegetarier** sind echte Vegetarier. Sie verzichten konsequent auf alle Lebensmittel vom toten Tier, also beispielsweise auch auf Gelatine, Speck und tierisches Schmalz. Neben pflanzlichen Lebensmitteln lassen sie Eier, Milch und Milchprodukte zu. Auf dem Speiseplan stehen reichlich vollwertige Lebensmittel.

- **Lacto-Vegetarier** (von lat. lac = Milch) unterscheiden sich von den Ovo-Lacto-Vegetariern dadurch, dass sie keine Eier verzehren.

- **Ovo-Vegetarier** (von lat. ovum = Ei) unterscheiden sich von den Ovo-Lacto-Vegetariern dadurch, dass sie keine Milchprodukte verzehren.

- **Veganer** lehnen neben Lebensmitteln vom toten Tier auch Eier, Milch, Milchprodukte, Honig, Leder, Wolle und andere tierische Produkte ab. Unter moralischen Aspekten verhalten sich Veganer verantwortungsbewusst und konsequent, da auch die Erzeugung von Eiern und Milchprodukten das Töten von Tieren mit sich bringt (männliche Küken werden getötet, weil sie keine Eier legen, und männliche Kälber, weil sie keine Milch geben). Doch nur wenn Veganer ein umfangreiches Ernährungswissen haben und ihren Speiseplan geschickt zu-

> **!**
>
> Die ovo-lacto-vegetarische Kost ist von Ernährungsmedizinern vollständig akzeptiert und auch für Kinder jeden Alters geeignet.

sammenstellen, ist ihr Nährstoffbedarf gesichert. Für Säuglinge, Kleinkinder und Schwangere ist diese Ernährungsform nicht empfehlenswert, da nicht sicher gewährleistet ist, dass sie ausreichend mit Eiweiß, Eisen, Zink, Kalzium und Vitamin B_{12} versorgt werden.

• Ab und zu ist auch die Rede von weiteren Vegetarierformen, zum Beispiel Fastvegetarier, Wochenendvegetarier oder Urlaubsvegetarier. Manche dieser „**Teilzeitvegetarier**" sind auf dem besten Weg zum „Vollzeitvegetarier".

Was ist für welche Vegetarier erlaubt?

	LEBENSMITTEL VOM TOTEN TIER	FISCH	EIER	MILCH- UND MILCHPRODUKTE	GEBRAUCHS-MATERIAL VOM TOTEN TIER
Moderate Vegetarier	ja	ja	ja	ja	ja
Pesce-Vegetarier	ja	ja	ja	ja	ja
Pudding-Vegetarier	nein	nein	ja	ja	ja
Ovo-Lacto-Vegetarier	nein	nein	ja	ja	ja
Lacto-Vegetarier	nein	nein	nein	ja	ja
Ovo-Vegetarier	nein	nein	ja	nein	ja
Veganer	nein	nein	nein	nein	nein

Ab morgen alles anders?

Die Motivation ist ausschlaggebend dafür, ob jemand schlagartig keine Fleischwaren mehr essen möchte oder ob er sich langsamer an das Thema herantastet. Menschen, die sich über die Herkunft von Fleisch, über die Massentierhaltung oder das Schlachthauswesen informieren, haben damit oft ein Schlüsselerlebnis und ziehen einen radikalen Schlussstrich. Menschen, die sich aus ge-

!

Stellen Sie so rasch oder langsam auf vegetarische Kost um, wie Sie mögen. Sie finden in diesem Buch Anleitung für den fliegenden Wechsel ebenso wie für den Schritt-für-Schritt-Einstieg.

sundheitlichen Gründen für eine vegetarische Ernährung interessieren, lassen sich mit der Umstellung typischerweise etwas Zeit. Auch wenn eine Familie mit am Esstisch sitzt, benötigt die Umstellung Geduld. Außerdem dauert es auch etwas, sich mit ungewohnten Kochzutaten wie Hirse, Quinoa, Sojagranulat und deren Einkauf vertraut zu machen und ihnen einen dauerhaften Platz in der Küche einzuräumen.

Für den schnellen Umstieg finden Sie in diesem Buch genau die Rezepte, die Ihnen umgehend eine sinnvolle und ausgewogene vegetarische Ernährung ermöglichen. Beginnen Sie am besten mit den einfachen Rezepten.

Für den allmählichen Einstieg finden Sie im Kapitel „Schritt für Schritt: So haben Sie Erfolg" einen 8-Wochen-Plan für Ihre Ernährungsumstellung. Für Erwachsene kann auch Vitalfasten (siehe Buchtipp im Anhang) ein idealer Brückenschlag zur vegetarischen Ernährung sein.

Nährstofflexikon – das gesunde Maß stets im Blick

»Eure Nahrung sei euer Heilmittel und euer Heilmittel sei eure Nahrung.«
Hippokrates
(460–370 v. Chr.)

Hartnäckig hält sich das Vorurteil, Vegetarier seien nicht ausreichend mit allen lebensnotwendigen Nährstoffen versorgt. Nun gut, möglicherweise wären die Neandertaler noch eher ausgestorben, hätten sie nicht ab und zu erfolgreich ein Mammut gejagt. Sie hatten ja auch keinen Supermarkt um die Ecke, vollgestopft mit Milch, Joghurt, Quark und Käse, kein Bioregal mit Hirse, Quinoa und Amaranth, und das Reformhaus war auch noch nicht erfunden. Heute müssen Vegetarier nur noch zugreifen. Sofern Sie sich immer schön querbeet durch die Rezepte dieses Buches essen und die Vegetarierinfos beherzigen, dürfen Sie sich mit allen Nährstoffen gut versorgt fühlen – und das ganz ohne Rechner und Strichliste! Trotzdem ist ein wenig Ernährungstheorie nötig, denn Vegetarier sollten besonders gut Bescheid wissen – oder zumindest schnell einmal nachschlagen können.

Energie

Kohlenhydrate, Eiweiße und Fette liefern unserem Körper unterschiedlich viel Energie, die in Kilokalorien (kcal) gemessen wird. Diese Energie wird für die Stoffwechselvorgänge in Ruhe und in Bewegung benötigt. Der tägliche Energiebedarf hängt von Geschlecht, Alter und körperlicher Aktivität ab.

1 g Kohlenhydrate beziehungsweise 1 g Eiweiß liefert je 4,1 kcal. Da Fett mehr als das Doppelte an Kilokalorien liefert (9,3 kcal/g) und entsprechend dick machen kann, sollte man es nur mit Bedacht zuführen.

Ob Ihre Energiezufuhr in der Vergangenheit angemessen war oder ob Sie sich mit Ihrem Gewicht in Gesundheitsgefahr befinden, können Sie an Ihrem Taillenumfang ablesen: Bei Frauen gilt ein Umfang ab 80 cm als leicht und ab 88 cm als deutlich erhöht, bei Männern ab 94 cm als leicht und ab 102 cm als deutlich erhöht. Je größer der Taillen- beziehungsweise Bauchumfang – je dicker also der Wohlstandsbauch –, umso höher das Risiko für Arteriosklerose, Bluthochdruck, Zuckerkrankheit, Herzinfarkt und Schlaganfall.

> **!**
>
> Vegetarier heute leben im Schlaraffenland: Es gibt gesunde Lebensmittel in Hülle und Fülle.

Vegetarierinfo

Ovo-Lacto-Vegetarier sind mit Energie gut versorgt, bei hoher Fettzufuhr (etwa über Vollmilchprodukte) auch überversorgt. Veganer können mit Energie unterversorgt sein und sollten ihre Energiebilanz durch Müsli, Sojaprodukte und eine Extraportion gesunder Pflanzenöle verbessern.

Kohlenhydrate (Zucker)

Stärke: Langkettiger Zucker, wird langsam verdaut, hebt den Blutzuckerspiegel kaum an, sättigt lange. Vegetarische Quellen: Getreide, Kartoffeln, Hülsenfrüchte.

Milchzucker, Traubenzucker, Fruchtzucker: Kurzkettige Zucker für den Energiestoffwechsel. Vegetarische Quellen: Milchprodukte, Obst, Gemüse, Honig. Beachten Sie mögliche Unverträglichkeiten (siehe S. 41).

Hülsenfrüchte enthalten reichlich Eiweiß, Kohlenhydrate und Ballaststoffe.

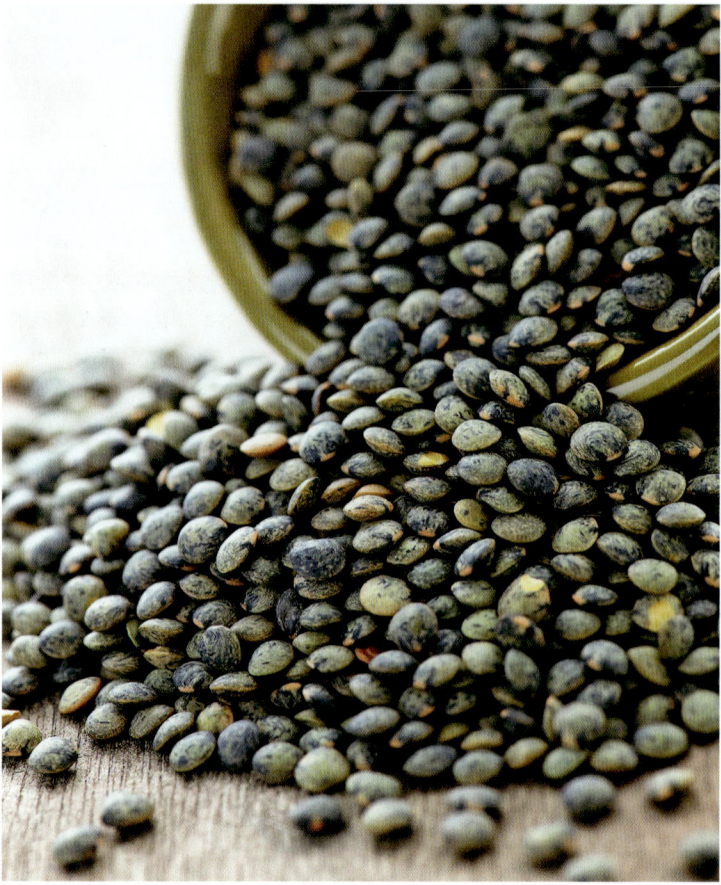

Handelszucker: Milchzucker, Traubenzucker, Fruchtzucker, Haushaltszucker in Form von Raffinaden, enthält keine weiteren Nährstoffe, fördert die Entstehung von Karies, Übergewicht, Zuckerkrankheit und Arteriosklerose.

Vegetarierinfo
Vegetarier sind über Getreide, Kartoffeln und Hülsenfrüchte reichlich mit Stärke versorgt. Aufgrund ihrer gesundheitsbewussten Ernährung nehmen sie nur wenig Haushaltszucker zu sich.

Vorsicht, Falle!
Schützen Sie sich vor zu viel Zucker, indem Sie regelmäßig das Zutatenverzeichnis verpackter Lebensmittel studieren. Die Zutaten sind in absteigender Reihe so angeordnet, dass an erster Stelle die Zutat steht, die am meisten drin ist, und an letzter diejenige, die in geringster Menge enthalten ist. So enttarnen Sie auch größere Mengen an Fett oder Weißmehl. Lesen Sie Angaben in Form von Ampeln oder Säulen besonders kritisch, denn da betreiben die Hersteller gern Augenwischerei, indem sie mit unrealistisch kleinen Portionsgrößen, zu hohen Obergrenzen und Rechentricks ungesunde Produkte gesund rechnen.

Ballaststoffe (Faserstoffe)
Tagesbedarf: Mindestens 30 g
Aufgaben: Lange Sättigung, Schutz vor Verstopfung, chronischen Darmerkrankungen, Hämorrhoiden, Darmkrebs, Übergewicht.
Quellen: Pflanzen (Zellwände, Schale und Gerüst); nicht vorhanden in tierischen Lebensmittel.

Ballaststoffgehalt einiger Lebensmittel (g/100 g)*

Leinsamen	~ 40
Hülsenfrüchte, Nüsse	bis 20
Vollkornbrot	~ 8
Obst, Gemüse	bis 5
Mischbrot	~ 4
Weiße Brotwaren, „Vollkorn"-Toast	~ 3
Fleischwaren	0

Vollkornbrot mit Gemüse ist eine leckere und gesunde Alternative zur Wurststulle.

* 1 Scheibe Brot wiegt ca. 50 g, 1 Brötchen ca. 50 g, 1 Scheibe Toastbrot ca. 30 g.

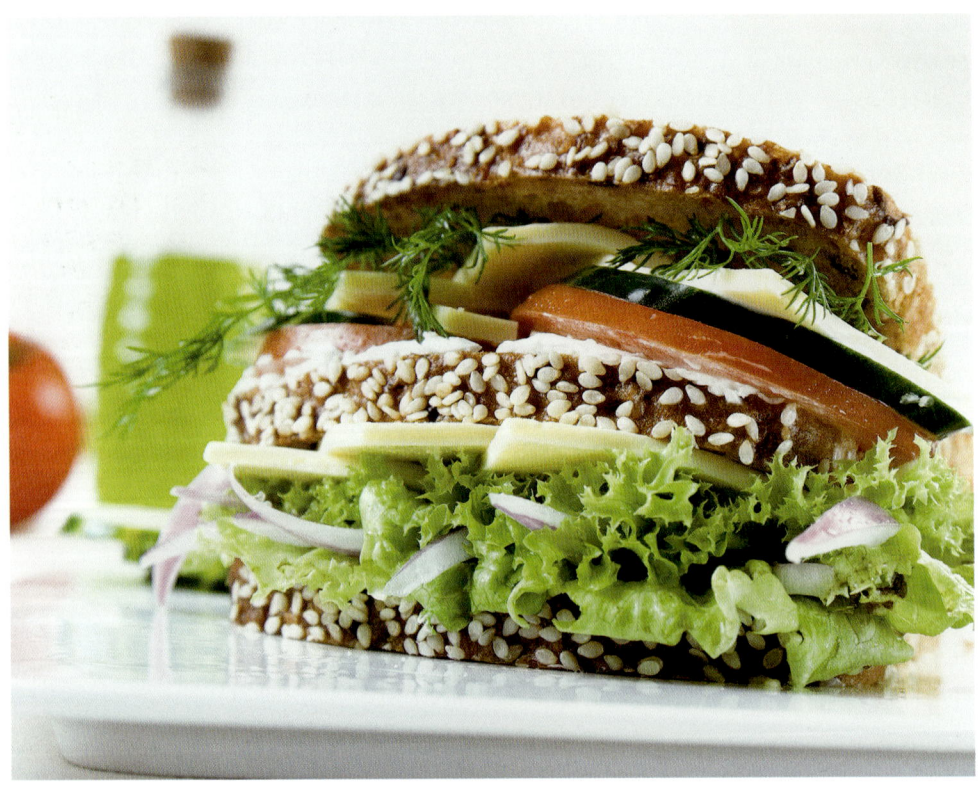

Vegetarierinfo

Vegetarier essen regelmäßig Vollkornbrot und andere Getreide-produkte, zudem Obst, Gemüse und Hülsenfrüchte. Sie sind deshalb mit Ballaststoffen in aller Regel deutlich besser versorgt als Nicht-vegetarier. Die Ernährung von Veganern gilt als besonders ballast-stoffreich.

Anfangs können Ballaststoffe zu Blähungen führen, doch mit der Zeit gewöhnt sich ein gesunder Darm an die Mehrarbeit durch die Faserstoffe in Getreide und Hülsenfrüchten. Blähungslösende Mittel (z. B. Simethicon) oder auch Anis-Fenchel-Kümmeltee besänftigen einen murrenden Darm.

Eiweiße (Proteine)

Tagesbedarf: 0,8 g pro Kilogramm Körpergewicht, Kinder bis 1 g pro kg Körpergewicht.

Aufgaben: Aufbau von Zellen und Stoffwechsel.

Vegetarische Quellen: Eier, Käse, Milchprodukte, Getreide, Pseu-dogetreide (z. B. Quinoa), Hülsenfrüchte (auch Sojaprodukte).

!

Amaranth und Quinoa gehören vom Eiweißgehalt her zu den wert-vollsten Pflanzen und enthalten auch viel Eisen und Zink.

Eiweißgehalt einiger Lebensmittel

LEBENSMITTEL	EIWEISS (g/PORTION)	EIWEISS (g/100 g)
Schweinefleisch	~ 40	~ 20
Fisch	~ 38	~ 18
Hülsenfrüchte	~ 22	~ 22
Magerquark	~ 20	~ 14
Hartkäse	~ 10	~ 25
Ei	~ 7	~ 13
Pseudogetreide	~ 7	~ 13
Getreide	~ 5	~ 10

Der Eiweiß-Tagesbedarf eines 60 kg schweren Menschen beträgt 48 g, der eines 80 kg schweren Menschen 64 g.

Besonderheit: Proteine bestehen aus kleinen Bausteinen, den Aminosäuren, von denen 20 verschiedene bekannt sind. Neun davon müssen mit der Nahrung zugeführt werden, da unser Körper sie nicht selbst herstellen kann (essenzielle Aminosäuren); sie sind in Fleisch, Hirse, Quinoa, Amaranth, Hafer, Sojabohnen und deren Produkten enthalten.

Quinoa zeichnet sich durch einen sehr hohen Eiweißgehalt aus.

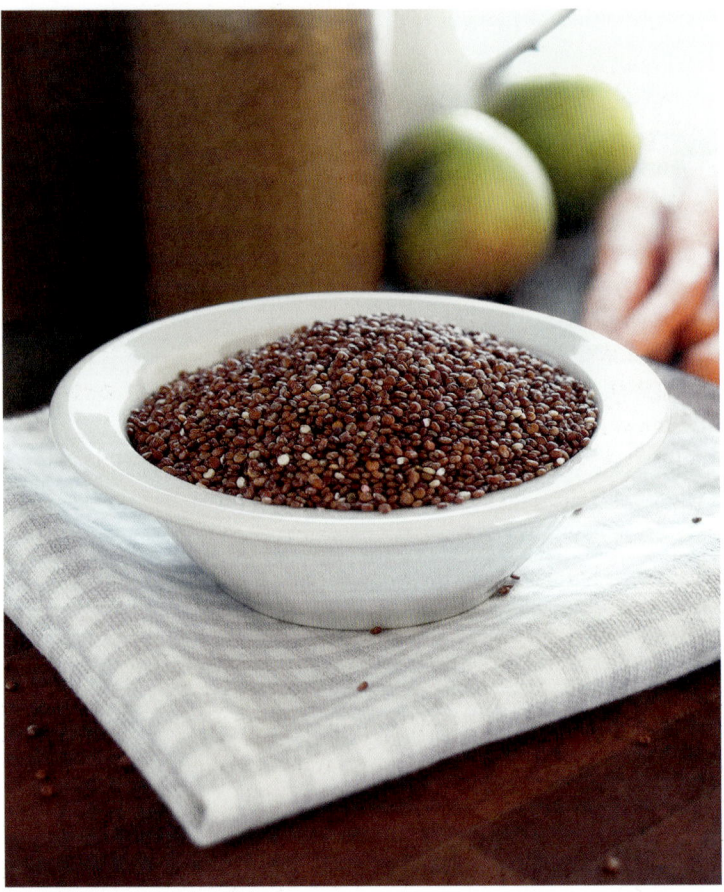

Vegetarierinfo

Die Angst vor einem Eiweißmangel ist bei abwechslungsreicher ovo-lacto-vegetarischer Ernährung unbegründet. Tatsächlich ist es sogar so, dass die Menschen der zivilisierten Länder viel zu viel Eiweiß zusich nehmen und damit wesentlich zur Übersäuerung des Körpers und zu einer nachteiligen Veränderung der Schaltung ihrer Gene beitragen. Wir essen achtmal mehr tierisches Eiweiß als vor etwa 100 Jahren. Demgegenüber ernähren sich Elefanten, die kräftigsten Tiere, die wir kennen, ausschließlich von veganer Rohkost!

Kurz gesagt kommt es darauf an, das richtige Eiweiß zu essen, und nicht darauf, besonders viel Eiweiß zu sich zu nehmen.

Vegetarier führen über Milchprodukte, Eier, Getreide, Hülsenfrüchte, Hirse, Quinoa, Amaranth und Tofu die richtigen Eiweiße zu. Eine Kombination bestimmter Lebensmittel ist dafür nicht erforderlich. Für Veganer sind weitere pflanzliche Eiweißquellen wie Algen, Lopino (Süßlupinen-Tofu) und Seitan („Weizentofu") interessant.

Fette (Lipide)

Tagesbedarf: Erwachsene 60–80 g. Tatsächlich nehmen viele Menschen bis zu 150 g Fett auf! Anzeichen für einen Überschuss: Übergewicht und seine Folgen.

Aufgaben: Energiespeicher im Fettgewebe, Isoliermaterial im Körper, Aufnahme fettlöslicher Vitamine.

Besonderheit: Fett ist lebensnotwendig. Wir essen jedoch nicht nur zu viel Fett, sondern meistens auch noch das falsche. Tierische Fette aus Käse- und anderen Milchprodukten, bei Nichtvegetariern auch aus Fleisch- und Wurstwaren enthalten überwiegend sogenannte gesättigte Fettsäuren.

Gesättigte Fettsäuren sind hauptsächlich in tierischen Fetten, also in Fleisch und Milchprodukten enthalten und können sich ungünstig auf die Blutfettwerte auswirken und die Entstehung der Arteriosklerose fördern. Sie führen außerdem zu einer vermehrten Ausschüttung von Gallensäuren, deren Abbauprodukte

> **!**
>
> Herzinfarkt, andere Herz-Kreislauf-Erkrankungen sowie Krebs treten in den Mittelmeerländern seltener auf als in Nordeuropa.

Die einfach ungesättigten Fettsäuren im Olivenöl werden mit für die gute Gesundheit der Mittelmeerbewohner verantwortlich gemacht.

die Darmwand schädigen und die Entstehung von Darmkrebs begünstigen können.

Ungesättigte Fettsäuren sind hauptsächlich in pflanzlichen Fetten (Ausnahme Kokos- und Palmfett) enthalten, für unseren Körper wertvoll und sogar in der Lage, die Blutfettwerte zu senken. Einfach ungesättigte Fettsäuren im Olivenöl (Ölsäure) werden mit für die gute Gesundheit der Mittelmeeranwohner verantwortlich gemacht. Zu den mehrfach ungesättigten Fettsäuren gehören unter anderem Linolsäure und Arachidonsäure. Linolsäure (aus Pflanzen) braucht unser Körper zwar in geringer Menge, im

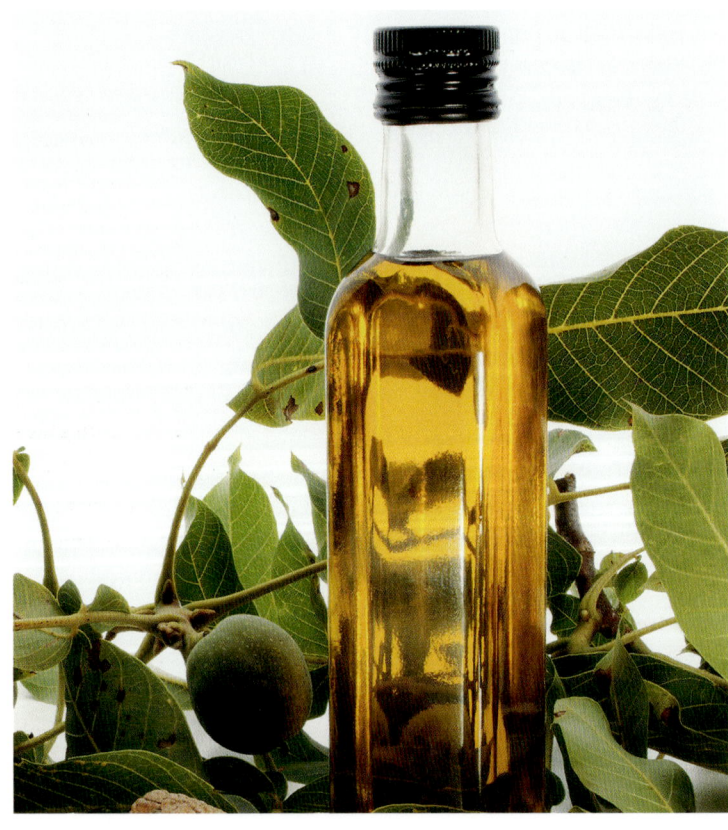

Übermaß kann sie jedoch zu entzündlichen, allergischen und herzschädigenden Wirkungen führen. Arachidonsäure wird ganz überwiegend mit tierischen Lebensmitteln zugeführt (Pflanzen enthalten keine Arachidonsäure), nur zu einem geringeren Teil entsteht sie aus mit der Nahrung zugeführter Linolsäure. Anstatt der empfohlenen Tagesmenge von 1 mg Arachidonsäure nehmen Fleischesser täglich bis zu 300 mg auf. Arachidonsäure verstärkt über Botenstoffe Gelenkentzündungen und Schmerzen. Rheumatiker können ihre Schmerzen durch eine vegetarische Ernährung und insbesondere durch Vitalfasten (siehe Buchtipp im Anhang) deutlich lindern.

Arachidonsäure-Gehalt einiger Lebensmittel (mg/100 g)

Schweineschmalz	1700
Schweineleber	870
Fleisch, Hühnerfleisch, Leberwurst	50–230
Camembert*	34
Quark, Milch*	2–4

* Je fettärmer ein Milchprodukt, umso weniger Arachidonsäure enthält es.

Bekanntere mehrfach ungesättigte Fettsäuren sind **die Omega-3-Fettsäuren**, zu denen Alpha-Linolensäure, EPA (Eicosapentaensäure) und DHA (Docosahexaensäure) gehören. Omega-3-Fettsäuren verbessern nicht nur die Fließeigenschaften des Blutes, halten die Blutgefäßwände elastisch und schützen vor Arteriosklerose – sie mindern auch Entzündung und Schmerz bei Rheuma. Für Kleinkinder werden pro Tag 0,2–0,8 g Omega-3-Fettsäuren, für Erwachsene täglich mindestens 1–2 g empfohlen (in Deutschland liegt der tatsächliche Verzehr von Omega-3-Fettsäuren jedoch eher unter 0,1 g pro Tag). EPA und DHA sind langkettige Omega-3-Fettsäuren, die nur in fetten Kaltwasserfischen aus dem Meer

!

Omega-3-Fettsäuren sind sehr wichtig für die Hirnreifung des Fötus und Säuglings.

(Hering, Lachs, Makrele, Thunfisch, Sardinen) und in Meeresalgen vorkommen, jedoch – für Vegetarier wichtig – in unserem Körper auch aus Alpha-Linolensäure gebildet werden können.

Vegetarierinfo
Ovo-Lacto-Vegetarier ernähren sich nicht automatisch „fettgesund". Auch sie sollten fettarme Milchprodukte bevorzugen und weniger Milchprodukte und Eier essen. Pflanzliche Öle sollten mit Bedacht dosiert werden, denn auch sie machen im Übermaß genossen dick. Es sollten Pflanzenöle mit günstigem Fettsäuremuster (siehe S. 22) bevorzugt werden, um die Versorgung mit Alpha-Linolensäure zu optimieren (1 g Alpha-Linolensäure ist enthalten in 1 EL Rapsöl oder 1 TL Leinöl oder 1 EL Leinsamen oder 10 Walnüssen).

Veganer ernähren sich meistens sehr fettarm, da sie ja auch auf Milchprodukte und Eier verzichten. Für sie darf es ruhig mal ein Esslöffel gesundes Öl mehr sein!

Cholesterin

Aufgabe: Aufbau von Gallensäuren, Vitamin D, Nebennierenhormonen und Sexualhormonen, Zellwänden.

Besonderheit: Cholesterin wird in der Leber gebildet und zudem mit tierischen Lebensmitteln zugeführt. Pflanzen und ihre Produkte enthalten kein Cholesterin.

Cholesterin lässt sich vereinfacht in zwei wichtige Untergruppen einteilen:

- **LDL-Cholesterin** (low density lipoprotein, geringe Dichte) enthält viel Fett und nur wenig Eiweiß, es transportiert Cholesterin zu den Organzellen, die es für ihren Aufbau und Stoffwechsel benötigen. Bei einem LDL-Überschuss transportiert es Cholesterin jedoch auch zu den Blutgefäßwänden, wo es abgelagert wird und zur Arteriosklerose beiträgt.

- **HDL-Cholesterin** (high density lipoprotein, hohe Dichte) enthält nur wenig Fett und viel Eiweiß, es mindert die Einlagerung von Fettsubstanzen in die Blutgefäße und entfernt überschüssiges Cholesterin. Ein hoher Anteil an HDL schützt also vor Arteriosklerose.

Gehärtete Fette

Die Erfindung der Ölhärtung machte es möglich, aus Ölen ein festes, butterähnliches Fett herzustellen. Solche gehärteten Fette, die in Süßwaren, Gebäck, Kartoffelchips, Schokolade-Nuss-Aufstrich und Fertigprodukten zu finden sind, gelten als bedenklich, da sie cholesterinerhöhend wirken. Pflanzenöle und sogenannte Reformmargarine enthalten dagegen keine gehärteten Fette. Butter enthält zwar ebenfalls keine gehärteten Fette, jedoch reichlich gesättigte Fettsäuren.

Mineralstoffe

Im Folgenden werden nur die Mineralstoffe vorgestellt, die für Vegetarier besondere Bedeutung haben.

Kalzium

Tagesbedarf: 800–1000 mg.
Aufgabe: Aufbau von Knochen und Zähnen.
Mangelzeichen: Rachitis beim Kind, Osteoporose beim Erwachsenen.
Vegetarische Quellen: Milch, Milchprodukte, grüne Gemüsesorten (Grünkohl, Spinat, Brokkoli, Fenchel, Mangold), Amaranth, Sesamkörner, Sojaprodukte, Mineralwasser. Kalzium aus Mineralwasser nimmt der Körper besonders gut auf.
Besonderheit: Für die Kalziumaufnahme benötigt der Körper Vitamin D.

Vegetarierinfo

Ovo-Lacto-Vegetarier nehmen in aller Regel ausreichend Kalzium zu sich.

Veganer neigen zu geringerer Knochendichte und sollten deshalb ein kalziumreiches Mineralwasser mit 250–500 mg Kalzium pro Liter wählen. Das Mineralwasser sollte gleichzeitig natriumarm sein (< 100 mg Na/l, optimal < 20 mg/l). Eine Tabelle zum Mineralgehalt von Wässern finden Sie auf der Website www.netzwerk-osteoporose. de unter dem Suchbegriff „Calciumgehalt".

Veganer sollten ein kalziumreiches Mineralwasser wählen.

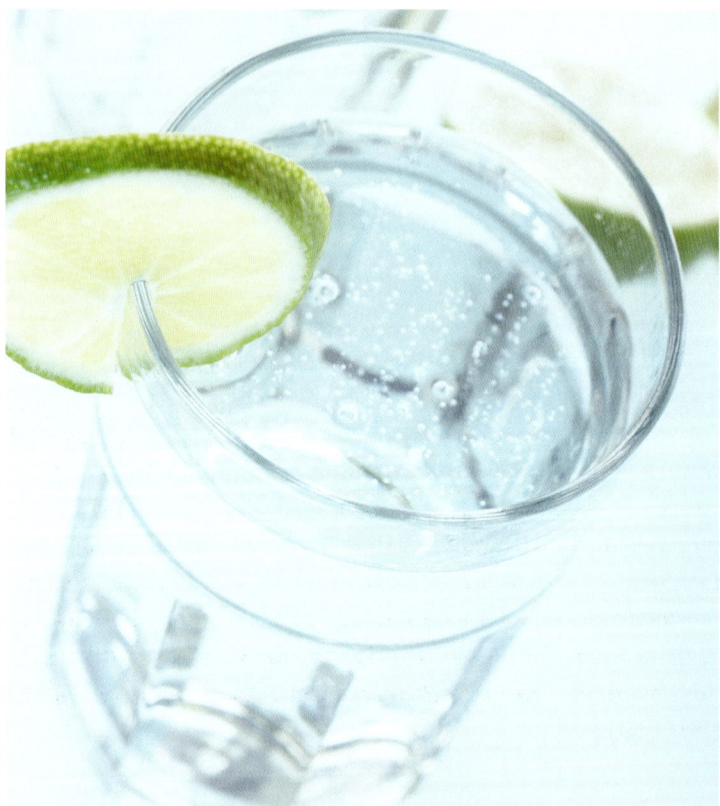

Eisen

Tagesbedarf: Kinder altersabhängig, Erwachsene 10 mg, menstruierende Frauen 15 mg, Schwangere und Stillende bis 30 mg.

Aufgaben: Aufbau des roten Blutfarbstoffs, Transport von Sauerstoff.

Mangelzeichen: Blutarmut, Müdigkeit, Appetitlosigkeit, Blässe, Mundwinkelrisse.

Vegetarische Quellen: Zuckerrübensirup, Kakao, Amaranth, Hirse, Quinoa, Hülsenfrüchte (auch Sojaprodukte), Haselnüsse, Schwarzwurzeln, Fenchel, Keimlinge, Sonnenblumenkerne.

Eisengehalt einiger Lebensmittel (mg/100 g)

Zuckerrübensirup	13–23*
Kakaopulver, schwach entölt	12
Amaranth, Hirse, Quinoa	8–9
Hülsenfrüchte	5–7
Getrocknete Aprikosen	4
Fleisch	2–3

* Chargenabhängige Schwankung

Besonderheit: Eisen muss regelmäßig mit der Nahrung zugeführt werden. Nur etwa 20 Prozent des im Fleisch enthaltenen Eisens werden vom menschlichen Körper aufgenommen und Eisen aus Pflanzen wird noch schlechter verwertet. Bei Vegetariern erhöht der Darm die Eisenausbeute aus der Nahrung, unterstützt durch regelmäßigen Verzehr eisenreicher Lebensmittel und die gleichzeitige Zufuhr von Vitamin C. Tannine binden Eisen und behindern damit die Eisenaufnahme aus gleichzeitig aufgenommenen Lebensmitteln.

!

Trinken Sie zumindest zu den warmen Mahlzeiten keinen Kaffee oder schwarzen Tee. Die darin enthaltenen Tannine behindern die Eisenaufnahme.

Vegetarierinfo

Neue Studien widerlegen die Annahme, dass eine fleischlose Ernährung gehäuft zu einer Eisenmangelanämie führe. Vegetarier leiden nicht häufiger an dieser Blutarmut als Fleischesser. Weibliche Vegetarier haben zwar etwas niedrigere Eisenwerte als Fleischesserinnen, doch hat dies keinen Krankheitswert. Zudem werden niedrigere Eisenspiegel (innerhalb des Normalbereichs) von Ernährungsmedizinern sogar zunehmend für gesundheitlich vorteilhaft gehalten.

Hülsenfrüchte sind für Vegetarier eine sehr gute alternative Eiweißquelle zu Fleisch.

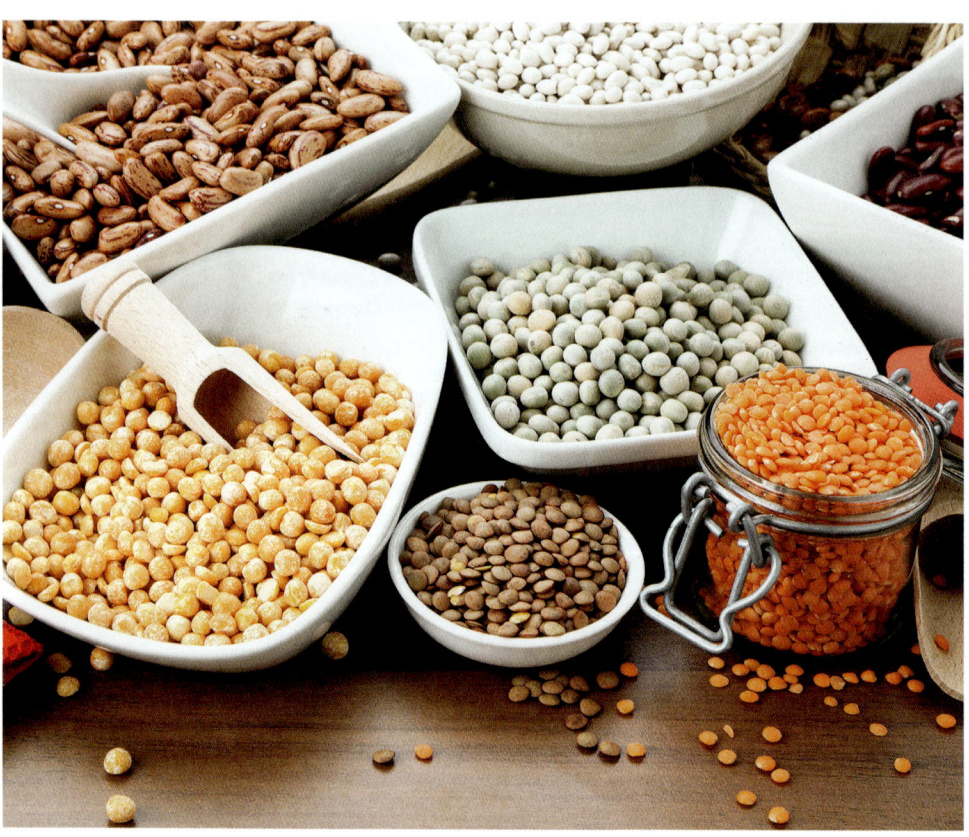

Jod

Tagesbedarf: Kinder altersabhängig, Erwachsene 180–200 µg, Schwangere und Stillende etwa 250 µg.

Aufgabe: Baustein der Schilddrüsenhormone.

Mangelzeichen: Schilddrüsenüber- oder -unterfunktion, Kropf.

Vegetarische Quellen: Jodsalz (75–100 µg Jod pro 5 g Kochsalz), Milchprodukte und Eier (können indirekt über die Tierfütterung mit Jod angereichert sein).

Besonderheit: Deutschland gehört zu den Jodmangelgebieten, da das Jod im Laufe der Erdzeit aus dem Gestein ausgewaschen und in die Meere geschwemmt wurde. Das ist auch der Grund für den jetzigen Jodreichtum der Meerestiere. Für eine Deckung des Jodbedarfs wäre jedoch ein mehrmals wöchentlicher Fischverzehr erforderlich.

Vegetarierinfo

Ovo-Lacto-Vegetarier sind nicht häufiger von Jodmangel betroffen als Fleischesser. Wer Jodsalz verwendet und Brot selbst backt, nimmt täglich etwa 100 µg Jod auf (eigene Untersuchung). Dazu kommt das Jod aus Milchprodukten, Eiern und Fertigprodukten. Da die offizielle Jodzufuhrempfehlung einen Sicherheitszuschlag enthält, ist die Jodversorgung von Ovo-Lacto-Vegetariern in der Regel als ausreichend anzusehen. Schwangere, Stillende, Menschen mit Laktoseintoleranz und Veganer sollten in Absprache mit ihrem Arzt Jodtabletten zur Nahrungsergänzung einnehmen. Von einem Verzehr jodreicher Meerespflanzen (Algen, Tang) muss abgeraten werden, da die Jodzufuhr hierdurch unkalkulierbar hoch sein kann.

Eine schöne Übersicht zum Thema Jod finden Sie unter www.jodmangel.de.

Zink

Tagesbedarf: Kinder altersabhängig, Erwachsene, Schwangere und Stillende etwa 10 mg.

Aufgabe: Begleitfaktor für Stoffwechsel und Immunsystem.

Mangelzeichen: Appetitlosigkeit, Infektanfälligkeit, Haar- und Hautprobleme, Wundheilungsstörung, Wachstumsstörung, Nachtblindheit, Geruchs- und Geschmacksveränderung.

Vegetarische Quellen: Milch, Käse, Kakao, Getreide, Sauerteigbrot, Pseudogetreide, Naturreis, Hülsenfrüchte, Nüsse, Sesam, Sonnenblumenkerne.

Käse und Nüsse enthalten Zink und sollten regelmäßig, aber nicht zu oft auf dem vegetarischen Speiseplan stehen.

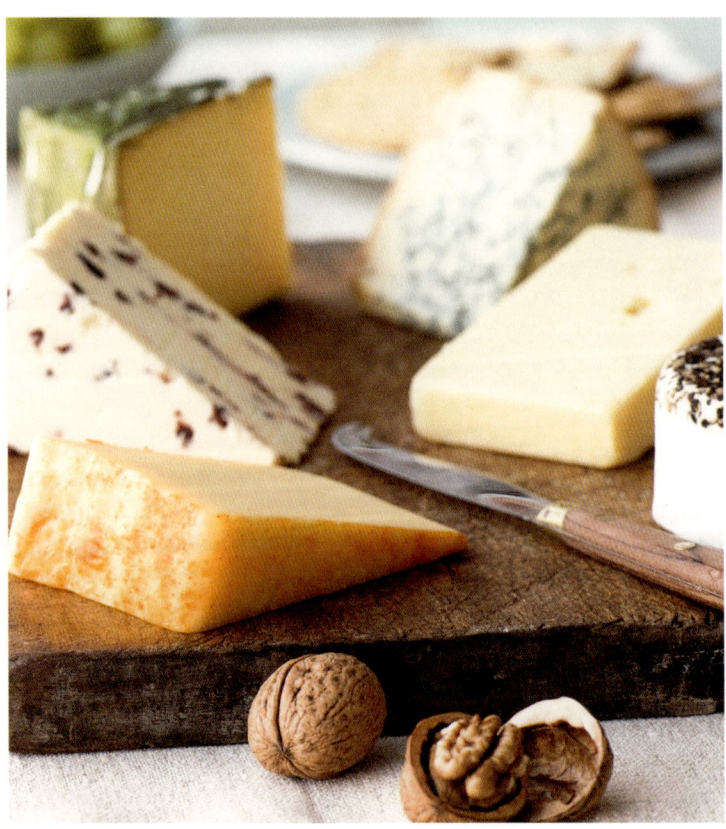

Besonderheit: Zink wird im Gegensatz zu Eisen nicht im Körper gespeichert.

Vegetarierinfo
Obwohl Zink aus pflanzlicher Kost weniger gut aufgenommen wird als aus tierischen Lebensmitteln, liegt der Zinkspiegel der meisten Ovo-Lacto-Vegetarier im Normbereich. Vermutlich verwerten Vegetarier Zink besser als Nichtvegetarier. Kinder sind jedoch bei vegetarischer Ernährung durchaus gefährdet, einen Zinkmangel zu erleiden, da sie diese Anpassungsfähigkeit noch nicht zu besitzen scheinen.

Vitamine

Vitamine müssen, da sie der menschliche Körper nicht selbst produzieren kann (Ausnahme Vitamin D), mit der Nahrung zugeführt werden. Jedes einzelne Vitamin ist für den Stoffwechsel unentbehrlich (essenziell) und ein Mangel (jedoch auch ein Überschuss bestimmter Vitamine) kann zu gefährlichen Erkrankungen führen. Die Vitamine A, C und E wirken unter anderem als sogenannte Radikalfänger, die aggressive Sauerstoffverbindungen unschädlich machen und damit Zellschädigungen verhindern. Bei den Vitaminen werden fettlösliche Vitamine (A, D, E und K) von wasserlöslichen (alle anderen) unterschieden. Fettlösliche Vitamine können im Körper Monate bis Jahre gespeichert werden (Ausnahme Vitamin K), wasserlösliche Vitamine können nicht gespeichert werden (Ausnahme Vitamin B_{12}).

Unseren Bedarf an Vitaminen decken wir am allerbesten mit Gemüserohkost, Obst, Getreide und Nüssen, erst in zweiter Linie mit Milchprodukten, Eiern und Hefe.

Als Vegetarier sollten Sie ein besonderes Augenmerk auf die folgenden Vitamine richten.

!

Da Vitamine empfindlich auf Lagerung und Hitze reagieren, sollten Sie regelmäßig frische und möglichst wenig verarbeitete Lebensmittel wie Obst und Rohkost essen.

Vitamin B$_{12}$ (Cobalamin)

Tagesbedarf: Erwachsene 3 µg, Kinder altersabhängig.

Aufgabe: Aufbau von roten Blutkörperchen und Nervenzellen.

Mangelzeichen: Blutarmut, Zungenentzündung, Zungenbrennen, neurologische und psychische Störungen.

Vegetarische Quellen: Milchprodukte, Eier, Multivitaminsaft.

Besonderheit: Cobalamin kann nur von Mikroorganismen gebildet werden und kommt fast ausschließlich in tierischen Lebensmitteln, besonders in Fleisch und Innereien, vor. Da es in unserer Leber und Muskulatur gespeichert wird, ist eine strenge tägliche Zufuhr nicht erforderlich. Mangelerscheinungen treten erst nach Jahren auf, können durch eine gute Versorgung mit Folsäure aus Gemüse jedoch auch verdeckt sein, sodass die Diagnose unter Umständen noch länger verschleppt wird. Säuglinge können einen schweren Vitamin-B$_{12}$-Mangel mit Entwicklungsstörung haben, obwohl die stillenden Mütter selbst keine Zeichen eines solchen Mangels aufweisen.

Veganer können eine optimale Versorgung mit Vitamin B$_{12}$ über ein Glas Multivitaminsaft zum Essen gewährleisten.

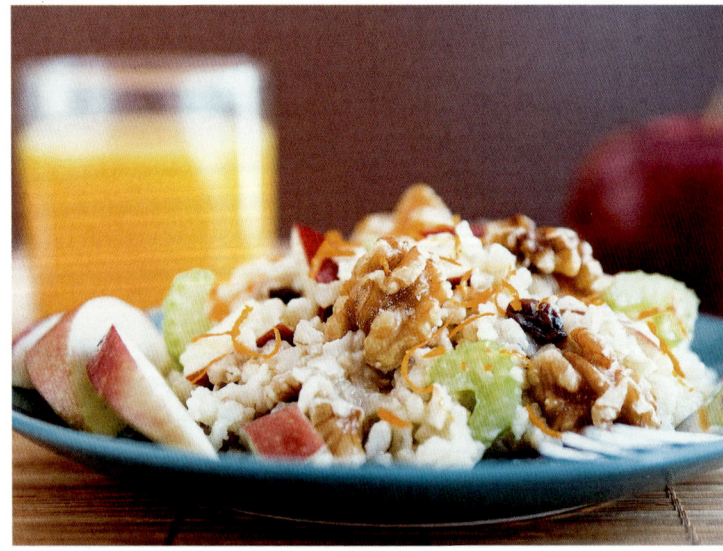

Vitamin-B$_{12}$-Gehalt einiger Lebensmittel (µg/100 g)

Milch	0,4
Multivitaminsaft	~ 0,5
Ei	0,5 (pro Ei)
Quark	0,8
Käse	bis 3

Vegetarierinfo
Ovo-lacto-Vegetarier decken ihren Bedarf an Vitamin B$_{12}$ über Milchprodukte und Eier; im Einzelfall kann die Cobalamin-Versorgung jedoch auch einmal grenzwertig sein.

Veganer, die ja keine Eier und Milchprodukte zu sich nehmen, und Menschen mit Laktoseintoleranz sind auf eine andere Cobalamin-Quelle wie Multivitaminsaft angewiesen. Algen und fermentierte Lebensmittel (Sauerkraut, Miso, Lopino, Tempeh, Shoyu) enthalten sogenannte Cobalamin-Analoga, die für den Menschen nicht verwertbar sind, oder nur geringe Mengen aktives Vitamin B$_{12}$.

Vitamin C

Mit Vitamin C, das reichlich in Obst und Gemüse enthalten ist, sind Vegetarier bestens versorgt. Es ist aber außerdem auch wichtig für unsere Versorgung mit Zink und Eisen. Aus einem Gericht, das begleitend Vitamin C enthält, werden Eisen und Zink deutlich besser aufgenommen, denn Vitamin C macht beide Mineralien für uns besser verfügbar. Dies lässt sich beispielsweise erreichen, indem man zum Gericht einen frischen Salat isst, der Paprika oder Zitronensaft enthält, in einen Eintopf direkt vor dem Servieren Petersilie streut oder indem man ein Glas Orangen- oder Multivitaminsaft zur Mahlzeit trinkt (100 ml Orangensaft

! Damit der Körper mehr Eisen und Zink aus einer vegetarischen Mahlzeit aufnehmen kann, braucht er gleichzeitig Vitamin C.

enthält 50 mg Vitamin C und verdoppelt in etwa die Bioverfüg-barkeit von pflanzlichem Eisen).

Vitamin D (das Sonnenvitamin)

Tagesbedarf: Altersabhängig 5–10 µg

Aufgabe: Förderung der Kalziumaufnahme und Knochenfestig-keit

Mangelzeichen: Rachitis beim Kind, Osteoporose beim Erwach-senen. Nach aktuellen Erkenntnissen können auch Herz- und Kreislauferkrankungen, Krebs und Schmerzsyndrome durch ei-nen Vitamin-D-Mangel begünstigt werden.

Vegetarische Quellen: Geringe Mengen in Pilzen, Milchproduk-ten und Eiern

Besonderheit: Dies ist das einzige Vitamin, das unser Körper selbst herstellen kann. Es wird zu 90 Prozent unter Sonnenein-fluss in unserer Haut gebildet und nur zu 10 Prozent mit der Nah-rung aufgenommen. Im Frühjahr und Sommer kann der Tages-bedarf durch 15–30 Minuten Aufenthalt im Freien vollständig gedeckt werden. Im Herbst und Winter ist die Versorgung mit Vitamin D grenzwertig und oft auch zu gering, da der Sonnenein-fluss auf unsere Haut weniger intensiv ist.

Vegetarierinfo

Ein möglicher Vitamin-D-Mangel betrifft Vegetarier und Nichtvege-tarier gleichermaßen. Kinder bis zum ersten oder zweiten Lebensjahr und Senioren sollten Vitamin-D-Tabletten einnehmen.

Sekundäre Pflanzenstoffe

Im Gegensatz zu den „primären Pflanzenstoffen" (Kohlenhydrate, Eiweiße, Fette, Mineralien, Vitamine) tragen die sekundären Pflanzenstoffe (engl.: phytochemicals) zwar nicht zu unserer

Energieversorgung bei – trotzdem sind sie für uns von größter Bedeutung.

Von 100.000 sekundären Pflanzenstoffen kommen etwa 5.000 bis 10.000 in unserer Nahrung vor. Zu ihnen gehören Polyphenole, Flavonoide, Phytosterine, Carotinoide, Sulfide und Glycosinolate. Viele dieser Stoffe dienen den Pflanzen als Abwehrstoffe gegen ihre Fressfeinde (etwa das bittere Sinigrin im Rosenkohl), als Sonnenschutz, als Duftgeber, als Geschmacks- oder Farbgeber (etwa das Lycopin der Tomate oder das Betacarotin der Möhre). Die gesundheitsförderlichen Wirkungen dieser Pflanzenstoffe sind unumstritten, ja sie gelten wie die Omega-3-Fettsäuren sogar als heimliche Gesundmacher, da sie nebenbei eine wichtige Rolle als Antioxidantien spielen.

Vegetarierinfo
Die Mahlzeiten der Vegetarier sind typischerweise gemüsereich, appetitlich bunt und fantasievoll zusammengestellt. Obst wird nicht nur als Zwischenmahlzeit gegessen, sondern auch in warmen Gerichten verarbeitet. Das alles ergibt ein Optimum an sekundären Pflanzenstoffen.

Antioxidantien

In unserem Körper laufen ständig Oxidationsprozesse ab, wodurch Sauerstoffteilchen Elektronen verlieren und für unsere Gewebe aggressiv werden. Diese sogenannten freien Radikale können unsere Erbanlagen, Zellmembranen und Blutgefäßwände schädigen und zu Genmutationen, Arteriosklerose oder Krebs führen. Antioxidantien (griech. anti = gegen) wirken diesen Vorgängen entgegen, indem sie freie Radikale abfangen und unschädlich machen. Zu den Antioxidantien gehören Vitamine (A, C, E), Mineralien (Selen, Zink) und sekundäre Pflanzenstoffe (etwa Lycopin, Saponine, Phytosterine). Rotes Fleisch und seine Produkte stehen dagegen aufgrund ihres Eisenreichtums im Verdacht, die Bildung von Sauerstoffradikalen und damit die Entstehung von Arteriosklerose und Krebs zu fördern.

Vegetarierinfo
Pflanzliche Inhaltsstoffe entfalten nur im natürlichen Verbund ihre optimale Gesamtwirkung, die durch keine Pille der Welt ersetzt werden kann. Eine abwechslungsreiche Ernährung deckt den Bedarf an Antioxidantien und anderen Pflanzenstoffen vollständig. Äpfel, Zwiebeln, Porree, Knoblauch und Kohl sind wahre Pflanzenstoffbomben, doch auch Nüsse, Kakao und grüner Tee zählen zu unseren heimlichen Gesundmachern.

Kinder – von klein auf gut versorgt

!

Geben Sie Ihren Kindern nicht zu viel tierisches Eiweiß. Bringen Sie lieber einmal Quinoa, Hirse, Armaranth oder Tofu auf den Kinderteller.

Ovo-lacto-vegetarisch aufwachsende Kinder sind, da sie ja Milchprodukte und Eier essen, mit Kalzium und Eiweiß gut versorgt. Schon eine Scheibe Vollkornbrot mit einer Scheibe Edamer (30 Prozent Fett) deckt den Eiweißbedarf eines 2 Jahre alten Kindes zu 100 Prozent und den Kalziumbedarf zu 70 Prozent. Auch für kleine Ovo-Lacto-Vegetarier gilt, dass die nicht zu viel tierisches Eiweiß (durch Milchprodukte und Eier) zu sich nehmen sollten, da eine hohe Zufuhr unter anderem das Risiko für späteres Übergewicht erhöht.

Die Bildung von Vitamin D kann, insbesondere in den Wintermonaten, problematisch sein; hierin unterscheiden sich kleine Vegetarier nicht von kleinen Fleischessern. Beide erhalten deshalb sinnvollerweise in Absprache mit dem Kinderarzt Vitamin D in Form von Nahrungsergänzungsmitteln. Auch die Jodaufnahme unterscheidet sich bei beiden nicht wesentlich (denn ein paar Fischstäbchen ab und zu sind auch nicht der Jodbringer). Wenn man Jodsalz verwendet und die Kinder Milchprodukte und Eier essen, kann man davon ausgehen, dass sie ausreichend mit Jod versorgt sind. Kinder mit einer Laktoseintoleranz sollten in Absprache mit dem Kinderarzt Jodtabletten erhalten.

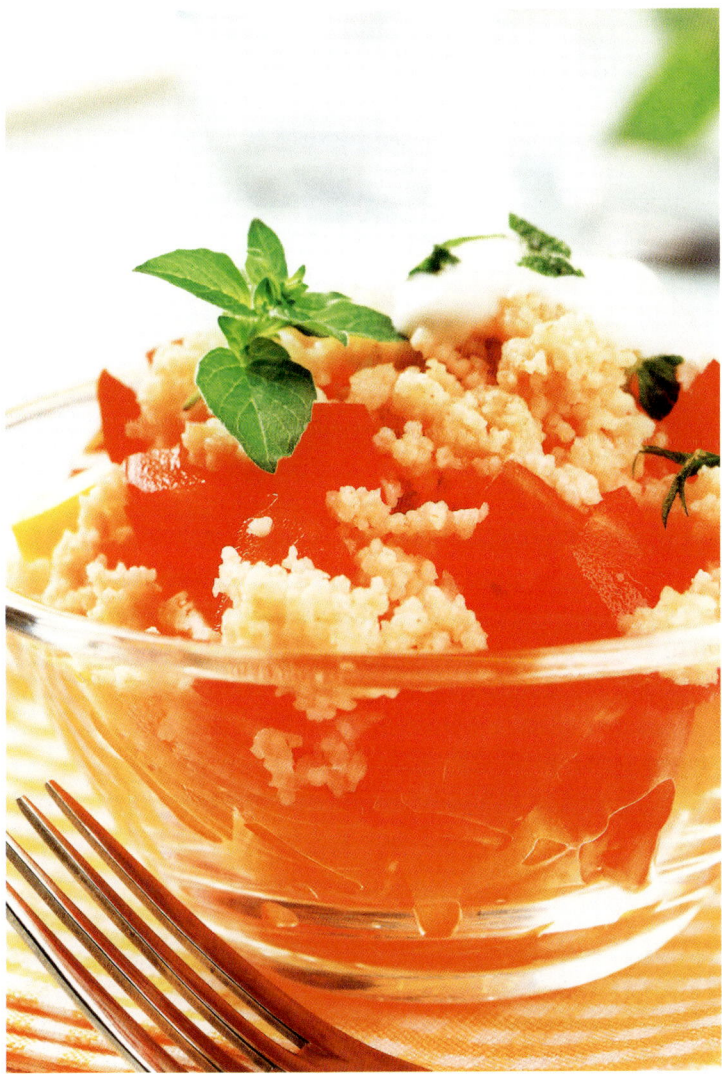

Vor allem Kinder sollten nicht zu viel tierisches Eiweiß essen. Eine leckere Alternative ist ein Salat mit Pseudogetreide.

Empfohlener Tagesbedarf (Kinder) für Vitamin B_{12}, Omega-3-Fettsäuren, Eisen und Zink

NÄHRSTOFF	0–3 MONATE	4–11 MONATE	1–3 JAHRE	4–6 JAHRE	7–9 JAHRE	10–12 JAHRE	13–14 JAHRE	15–18 JAHRE
Vitamin B_{12} (µg)	0,4	0,8	1,0	1,5	1,8	2,0	3,0	3,0
Omega-3-Fettsäuren (g)	0,2	0,4	0,6	0,8	1,0	1,2	1,4	1,5
Eisen (mg)	0,5	8	8	8	10	12/15*	12/15*	12/15*
Zink (mg)	1	2	3	5	7	7/ 9*	7/10*	7/10*

* weiblich/männlich

> **!**
>
> Nehmen Sie kein kalt gepresstes Öl für Kinder unter 1 Jahr! Ihre Leber kann die darin enthaltenen krebsauslösenden Peroxyde noch nicht vollständig abbauen.

Vitamin B_{12}, das in Milchprodukten vorkommt, kann in seiner Bilanz durch Multivitaminsaft (der etwa 0,5 µg Vitamin B_{12} pro 100 ml enthalten sollte) aufgebessert werden.

Der Bedarf an Omega-3-Fettsäuren ist relativ einfach mit Rapsöl zu decken (1 TL Rapsöl enthält 0,5 g Omega-3-Fettsäuren). Sofern das Rapsöl nicht schon im Mittagessen oder Salat steckt, kann man es dem Kind in eine seiner Mahlzeiten geben.

Die rechtsstehende Tabelle zeigt einige Lebensmittel und Rezepte für Kinder, die dazu beitragen können, dass auch die Aufnahme von Eisen und Zink im grünen Bereich liegt.

Bieten Sie Ihrem Kind im Wechsel Orangensaft, Multivitaminsaft und Rotbäckchensaft zu den Mahlzeiten an (Kleinkinder täglich 2-mal 50 ml Saft, Schulkinder täglich 2-mal 100 ml Saft, eventuell zu einer Schorle verdünnt). So wird die Nährstoffbilanz für Vitamin B_{12}, Eisen und Zink aufgepeppt und das Vitamin C dieser Säfte fördert zudem die Mineralstoffaufnahme.

Eisen- und Zinkgehalt einiger Rezepte, die Kinder lieben

1 PORTION	REZEPT SEITE	EISEN (mg)	ZINK (mg)
Hirsebrei	S. 111	2,3	1,0
Grießbrei	S. 111	1,0	1,0
Schokomüsli	S. 90	3,7	2,8
Brot mit Rübensirup	S. 89	4,0	1,0
Heißer Kakao	S. 90	1,3	1,2
Flockenshake	S. 89	1,1	1,0
Mamasbrot	S. 97	1,5	1,0
Pfannkuchen mit Rübe	S. 169	4,0	2,0
100 ml Rotbäckchensaft „Klassik"	–	3,5	0
100 ml Rotbäckchensaft „Immunstark"	–	0	1,5

Vegetarierinfo
Renommierte Ernährungswissenschaftler haben der fleischfreien
Ernährungsweise für alle Altersstufen schon lange grünes Licht
gegeben. Sofern Sie die Speisen für Ihr Kind umsichtig auswählen und
es ovo-lacto-vegetarisch querbeet ernähren, dürfen Sie davon
ausgehen, dass es mit allen Nährstoffen gut versorgt ist!

Krankheiten begegnen – vegetarisch in ein gesünderes Leben!

»Es gibt viele Heilpflanzen, aber keine Heiltiere.«

Prof. Dr. Claus Leitzmann, Ernährungs-wissenschaftler

Das Erfolgsgeheimnis vegetarischer Kost liegt in ihrer Zusammensetzung. Die vegetarische Ernährungspyramide stellt die charakteristischen Elemente dar:

Wer sich an diese Empfehlungen hält, kann Krankheiten effektiv vorbeugen oder lindern. Im Folgenden sehen Sie, wie sich eine vegetarische Kost positiv auf die unterschiedlichsten Leiden auswirkt. Für manche dieser Krankheiten sind Vegetarier wesentlich weniger anfällig als Fleischesser.

Allergien

Die vegetarische Ernährungspyramide

Allergien sind auf dem Vormarsch. Allergien gegen Nahrungsmittel sind zwar seltener als solche gegen Hausstaub, Gräser und Pollen, doch kann jede Nahrungsmittelallergie lebensbedrohlich

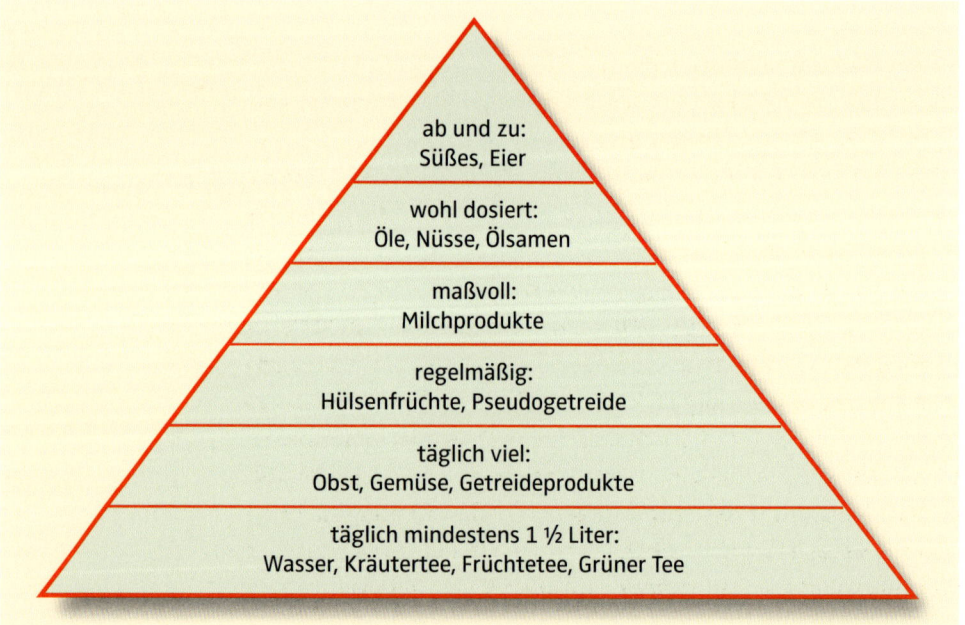

ab und zu:
Süßes, Eier

wohl dosiert:
Öle, Nüsse, Ölsamen

maßvoll:
Milchprodukte

regelmäßig:
Hülsenfrüchte, Pseudogetreide

täglich viel:
Obst, Gemüse, Getreideprodukte

täglich mindestens 1 ½ Liter:
Wasser, Kräutertee, Früchtetee, Grüner Tee

sein. Mit den Rezepten aus diesem Buch dürfen Menschen mit einer Allergie gegen Fleisch, Hühnereiweiß, Milcheiweiß oder Fisch sorglos schlemmen und genießen!

Milchzuckerunverträglichkeit

Milchzucker ist ein Doppelzucker, der im Darm durch das Enzym Laktase gespalten werden muss, bevor er durch die Darmwand aufgenommen werden kann. 15 Prozent der Europäer und 95 Prozent der Asiaten haben einen Laktasemangel. Bei ihnen wandert die ungespaltene Laktose weiter durch den Darm und wird von Darmbakterien abgebaut. Dabei entstehen Gase, die Übelkeit, Bauchschmerzen, Blähungen und Durchfall verursachen können; die Symptome dieser Milchzuckerunverträglichkeit (Laktoseintoleranz) können auch einzeln auftreten und verschieden stark ausgeprägt sein. Eine laktosearme Kost lindert die Beschwerden. Wie viel Laktose er verträgt, muss jeder Betroffene selbst herausfinden.

!

Die gute Nachricht: Alle Rezepte in diesem Buch können auch laktosefrei zubereitet werden.

Fruchtzuckerunverträglichkeit

10–15 Prozent der Erwachsenen haben eine Fruchtzuckerunverträglichkeit (Fruktosemalabsorption), deren Symptome denen einer Laktoseintoleranz entsprechen. Auch bei Kindern kommt eine relative Fruchtzuckerunverträglichkeit recht häufig vor; in einer eigenen Untersuchung wurde sie bei 45 Prozent der Kinder, die zu Bauchschmerzen neigen, diagnostiziert. Kinder sind oft nicht in der Lage, ihre Beschwerden zu lokalisieren und zu benennen. Kinder, die entsprechende Symptome haben oder auch einfach nicht essen mögen, sollten unbedingt zum Kinderarzt, um sowohl eine Laktoseintoleranz als auch Fruchtzuckerunverträglichkeit auszuschließen. Weil sie reichlich Obst und Gemüse enthält, kann eine vegetarische Kost die Symptome der Fruchtzuckerunverträglichkeit verstärken. Wer jedoch den Fruktosegehalt von Lebensmitteln kennt, kann trotzdem fleischfrei essen.

Übergewicht

Mindestens jeder zweite Deutsche ist übergewichtig oder sogar fettleibig und auch Kinder werden immer dicker. Ovo-Lacto-Vegetarier haben ein niedrigeres Körpergewicht, sie sind jedoch nicht untergewichtig, sondern häufiger idealgewichtig als Fleischesser. Eine vegetarische Kost schafft jedoch nicht automatisch Abhilfe bei Übergewicht, da Sahne, Käse und Co reichlich Fettkalorien liefern. Jede überschüssige Energie wird aber auch bei Vegetariern im Körper als Fettreserve gelagert.

Alterszucker (Diabetes mellitus Typ 2)

Stark Übergewichtige haben ein bis zu 90-fach erhöhtes Risiko für diese typische Wohlstandserkrankung. Die vegetarische Ernährung verringert es, weil Vegetarier im Schnitt weniger wiegen, mehr Ballaststoffe zu sich nehmen und vollwertige Lebensmittel bevorzugen. All diese Faktoren verbessern die Blutzuckersituation.

Arteriosklerose

!

Arteriosklerose
Damit bezeichnet man die Verhärtung, Verdickung und Verengung von Blutgefäßen und ihren Wänden durch Fettablagerung, Entzündung und Verkalkung.

Wichtige Risikofaktoren für die Entstehung einer Arteriosklerose sind Übergewicht, erhöhte Fettwerte, Rauchen, Bluthochdruck, Zuckerkrankheit, Bewegungsmangel, negativer Stress und familiäre Belastung. Im Einzelfall können auch erhöhte Werte von Harnsäure, Homocystein oder Lipoprotein alpha zum Risiko beitragen. Bei ungünstigem Risikoprofil und ungesunder Lebensweise beginnt die Arteriosklerose schon im Kindesalter, lässt sich im frühen Stadium jedoch noch heilen. Werden die Risikofaktoren nicht beseitigt, verläuft sie jahrzehntelang unbemerkt, um sich dann als koronare Herzkrankheit, Herzinfarkt, Schlaganfall oder Durchblutungsstörung anderer Organe beziehungsweise Körperteile (Augen, Nieren, Beine usw.) zu manifestieren.

Tragen Sie für sich und Ihre Kinder dazu bei, diese Vorgänge so weit wie möglich zu verhindern. Ernähren Sie sich gesund, treiben Sie Sport und sorgen Sie für regelmäßige Entspannung.

Sie können Ihren Kindern keinen größeren Gefallen tun, denn Kinder behalten den Lebensstil, mit dem sie aufgewachsen sind, in der Regel lebenslang bei.

Fettstoffwechselstörungen

Nahrungscholesterin und gesättigte Fettsäuren stammen hauptsächlich aus Fleisch- und Milchprodukten. Vegetarier nehmen weniger dieser potenziell krank machenden Stoffe zu sich und haben somit deutlich niedrigere Cholesterinwerte (15–35 Prozent niedriger als bei Nichtvegetariern) und auch ein günstigeres Verhältnis von LDL- und HDL-Cholesterin.

Bluthochdruck

Übergewichtige Nichtvegetarier haben ein drastisch erhöhtes Risiko für die Entwicklung eines Bluthochdruckes, Vegetarier ein um circa 30 Prozent vermindertes – und dies möglicherweise sogar unabhängig von ihrem Körpergewicht. Der Blutdruck von Vegetariern liegt um 5–10 mm Hg niedriger als bei Nichtvegetariern.

Herzinfarkt

Entscheidende Wegbereiter für Herzinfarkt und Schlaganfall sind die unter Arteriosklerose genannten Risikofaktoren. Die Todesfallrate für Herzinfarkt ist für vegetarisch lebende Männer um 30 Prozent und für Frauen um 20 Prozent niedriger als für Fleischesser. Dies ergab eine Analyse von fünf Prospektivstudien (Untersuchungen, die über einen längeren Zeitraum angelegt sind) mit 76.000 Teilnehmern.

> **!**
>
> In der deutschen Todesursachenstatistik stehen Herz- und Kreislaufkrankheiten mit 49 Prozent an erster und Krebs mit 27 Prozent an zweiter Stelle – das sind drei Viertel aller Todesfälle!

Übersäuerung

Bereits Kinder essen mehr Eiweiß als empfohlen – man spricht sogar von „Eiweißmast". Zu viel Eiweiß begünstigt Nierenerkrankungen und über Generationen gesehen auch das Längenwachstum und das Einsetzen einer frühen Periode. Außerdem führt es zu einer chronischen Säurebelastung, die Abgespanntheit, Müdigkeit und mangelnde Vitalität mit sich bringt. Verantwortlich dafür sind Fleisch, Fisch und andere Meerestiere sowie Milchprodukte. Vegetarier essen in der Regel weniger Säure bildende und mehr Basen bildende Lebensmittel (Obst und Gemüse) als Nichtvegetarier. Wie Sie eine mögliche Säurelast innerhalb weniger Tage loswerden und sich wieder einmal richtig fit und vital fühlen können, erfahren Sie im Buch „Vitalfasten" (siehe Buchtipp im Anhang).

Osteoporose

In Europa glauben wir, wir müssten besonders viele kalziumreiche Milchprodukte essen, um unsere Knochendichte zu verbessern. Das ist ein Trugschluss! Denn viel Eiweiß, vor allem aus tierischer Nahrung, führt dazu, dass erhebliche Mengen Kalzium über die Nieren ausgeschwemmt werden. Deshalb scheint es sinnvoll, einen Großteil des Kalziums mit pflanzlichen Lebensmitteln, speziell mit kalziumreichen Mineralwässern zuzuführen. Die Knochendichte von Vegetariern und Nichtvegetariern unterscheidet sich nicht wesentlich.

!

In Entwicklungsländern ist Osteoporose (Knochenerweichung) seltener als bei uns, und das, obwohl dort weniger kalziumreiche Produkte verzehrt werden.

Rheuma

Zu den Erkrankungen des rheumatischen Formenkreises gehören Gelenkrheuma, „Wirbelsäulenrheuma" (Morbus Bechterew) und andere entzündliche Autoimmunerkrankungen. Diese Erkrankungen müssen in der Regel mit Medikamenten behandelt werden. Eine vegetarische Ernährung, die arm an Arachidonsäure (siehe S. 22) ist, kann helfen, die Schmerzen und möglicherweise auch den Bedarf an Medikamenten zu mindern.

Gicht

Gicht wird durch Übergewicht, fettes Essen und eine übermäßige Zufuhr von Purinen (Zellkernbestandteilen) aus Innereien,

Fleisch und Bierhefe gefördert. Auch Hülsenfrüchte (wozu auch Sojaprodukte und Erdnüsse zählen) tragen zur Purinbelastung bei, jedoch werden sie in unseren Breiten ja nicht täglich verzehrt. Aus den Purinen entsteht im Körper Harnsäure, die in Gelenken auskristallisieren und schmerzhafte Entzündungen verursachen kann. Ein erhöhter Harnsäurespiegel gilt auch als Risikofaktor für Arteriosklerose. Da vegetarische Ernährung purinarm ist, haben Vegetarier ein geringeres Gichtrisiko.

Darmerkrankungen

Der Darm dankt es Ihnen sofort, denn Sie werden sich nach einer vegetarischen Mahlzeit so gut wie nie müde oder abgeschlagen fühlen! Dies liegt wohl im Wesentlichen an der geringeren Eiweißbelastung und daran, dass Vegetarier im Gegenzug 50–100 Prozent mehr Ballaststoffe zu sich nehmen als Nichtvegetarier. Viele Ballaststoffe bedeuten gleichzeitig niedrigere Fett- und Zuckerwerte, schützen vor Verstopfung, Divertikeln (kleine Darmwandausstülpungen), vor Divertikulitis (schmerzhafte und manchmal lebensbedrohliche Divertikelentzündung) und vermutlich auch vor Darmkrebs.

Krebs

Eine falsche Ernährung spielt nach heutigen Erkenntnissen insbesondere bei der Entstehung von Krebserkrankungen des Magen-Darm-Traktes, aber auch zum Beispiel der Lunge, Niere und Eierstöcke eine Rolle. Möglicherweise lässt sich das Risiko für Darmkrebs allein durch eine gesunde Ernährung um bis zu 40 Prozent senken!

Eine 2010 in England abgeschlossene Studie hat gezeigt, dass Mädchen, die viel Fleisch essen, früher ihre Periode bekommen und damit ihr Risiko für Brustkrebs erhöhen. Auch Alkohol gilt als Krebs auslösender Stoff – trinken Sie deshalb keinen oder nur wenig Alkohol.

!

Fettes, ballaststoffarmes Essen, Bewegungsmangel und Rauchen können die Entstehung von Krebs begünstigen.

Des Weiteren geht man davon aus, dass auch Übergewicht das Wachstum von Krebszellen fördert, da im Fettgewebe Wachstumshormone und Geschlechtshormone gebildet werden. Grund genug, ein Normalgewicht anzustreben, zumal sich damit zugleich das Risiko für Zuckerkrankheit, Bluthochdruck, Arthrose und Arteriosklerose verringert!

Gebrechlichkeit

Fit mit jedem Schritt! Für die Steinzeitmenschen hatte dieser Satz noch Gültigkeit, liefen sie doch jeden zweiten Tag etwa 30 Kilometer, um ihre Nahrung zu sammeln oder zu jagen. Ein Büromensch legt heute pro Tag nur noch etwa 600 Meter zu Fuß zurück. Was er nicht weiß: Spätestens ab dem 25. Lebensjahr gehen ohne Sport pro Jahr 1 Prozent an Muskelmasse und 1 Prozent an Kondition verloren. In 40 Jahren hat dieser Büromensch also 40 Prozent weniger Kraft und Puste, ihm drohen Osteoporose, Stürze, Knochenbrüche, Infektanfälligkeit und Immobilität. So ein Mensch gilt dann als „gebrechlich". Da hilft nur, etwas für die Fitness zu tun!

> **!**
>
> Wer rastet, der rostet. Erlernen Sie unter fachlicher Anleitung einen Ausdauersport, der Ihnen Spaß macht. Trainieren Sie in Ihrem persönlichen Trainingspulsbereich, damit Sie sich weder unter- noch überfordern.

> **Vegetariertipp**
>
> Sport ist quasi das beste Nahrungsergänzungsmittel und ein gutes Krebsmedikament. Das Risiko für einige Krebsarten lässt sich durch regelmäßigen Ausdauersport um 30–40 Prozent senken! Ausdauersport ist außerdem der beste „Personal Trainer" für Ihr Herz. Treiben Sie ihn zwei- bis dreimal wöchentlich je 30–45 Minuten; geeignet sind etwa Schwimmen, Walken, Joggen, Aerobic oder Fahrradfahren auf dem Heimtrainer. Spätestens ab dem 50. Lebensjahr sollten Sie zusätzlich ein gezieltes Muskeltraining betreiben, um dem altersbedingten Muskelabbau noch besser entgegenzusteuern.

Lebenserwartung

Eingefleischte Verfechter eines üppigen Fleischkosums sind oft bemüht, nachzuweisen, dass Vegetarier nicht länger leben als sie. Dabei übersehen sie wohl, dass kein Mensch Vegetarier wird, um länger zu leben – allerdings sehr wohl, um gesünder zu leben, Zivilisationskrankheiten zu vermeiden oder zu lindern, sich leistungsfähig und fit zu fühlen und den Tieren Respekt zu zollen. Vegetarier leben auch sonst gesundheitsbewusster, sie rauchen seltener und treiben mehr Sport. Die EPIC-Studie (European Prospective Investigation into Cancer and Nutrition) hat gezeigt, dass eine gesunde Lebensweise (Normalgewicht, Rauchverzicht, regelmäßiger Ausdauersport, gesunde Ernährung) das Risiko für chronische Erkrankungen sehr deutlich reduziert (Alterszucker um 93, Herzinfarkt um 81, Schlaganfall um 50 und Krebs um 36 Prozent).

Sport ist quasi das beste Nahrungsergänzungsmittel!

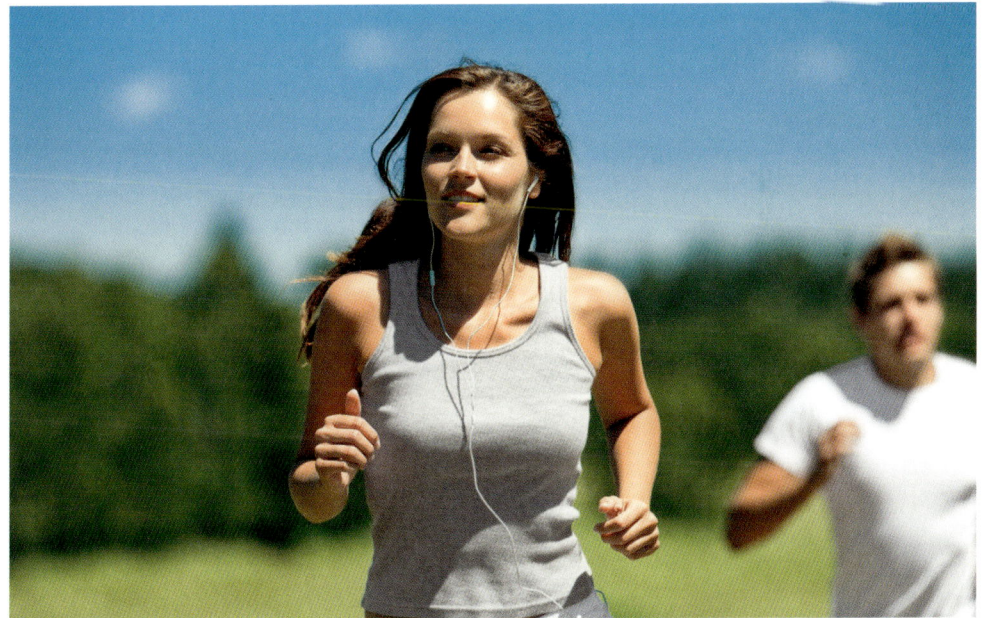

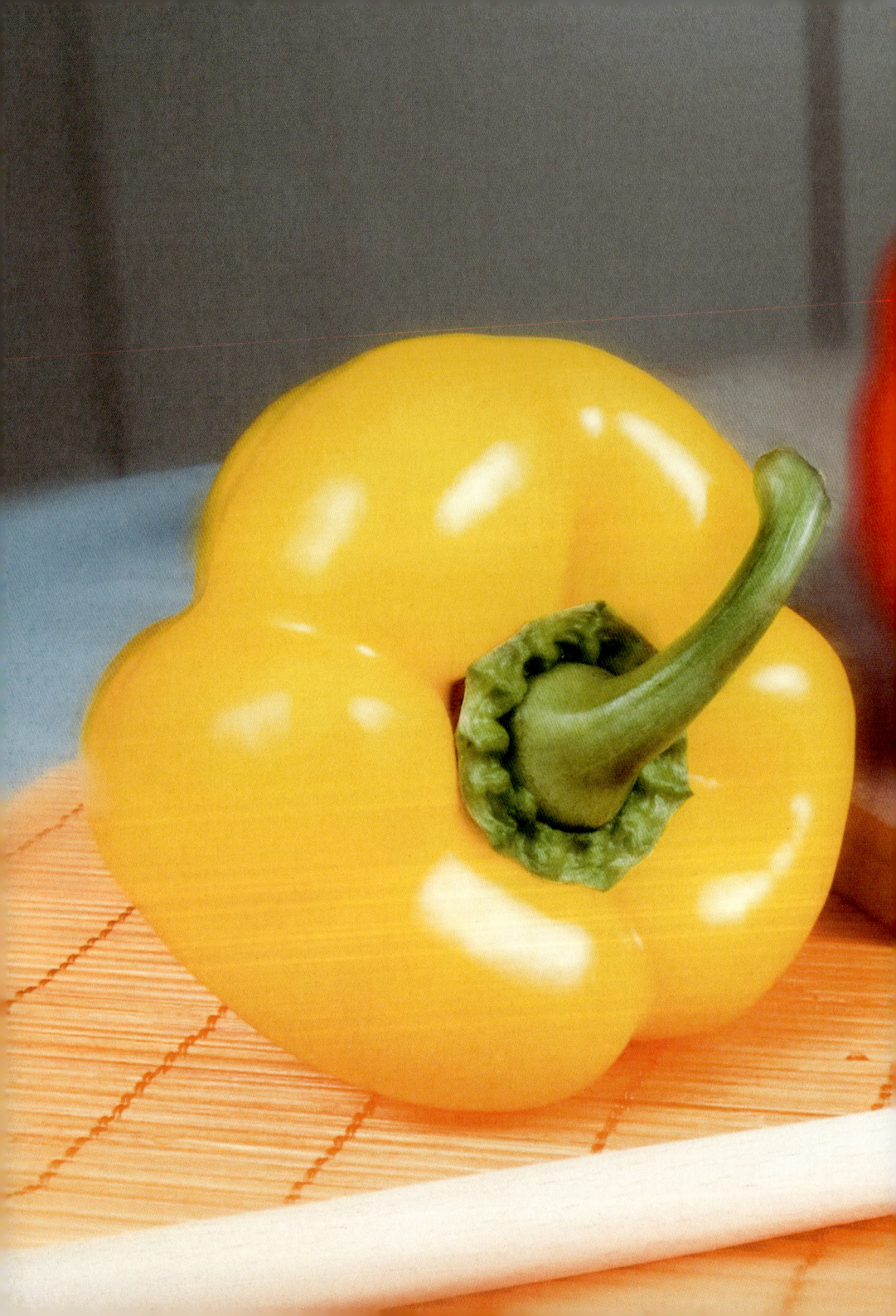

DIE PRAXIS – FLEISCHLOS KOCHEN UND ESSEN LEICHT GEMACHT

Wenn die vielen guten Gründe für ein bewusstes Leben und Essen ohne Fleisch Sie überzeugt haben, möchten Sie bestimmt gleich loslegen und Ihre Ernährung und die Ihrer Lieben umstellen. In diesem Kapitel finden Sie wertvolle Tipps, die Ihnen den Umstieg leicht machen, erfahren alles über die Zutaten, die in keinem vegetarischen Küchenschrank fehlen dürfen, und lernen, wie Sie sie schonend zubereiten, damit all die gesunden Inhaltsstoffe so gut wie möglich erhalten bleiben. Sind Sie bereit, das vegetarische Neuland zu betreten? Dann kann es jetzt losgehen!

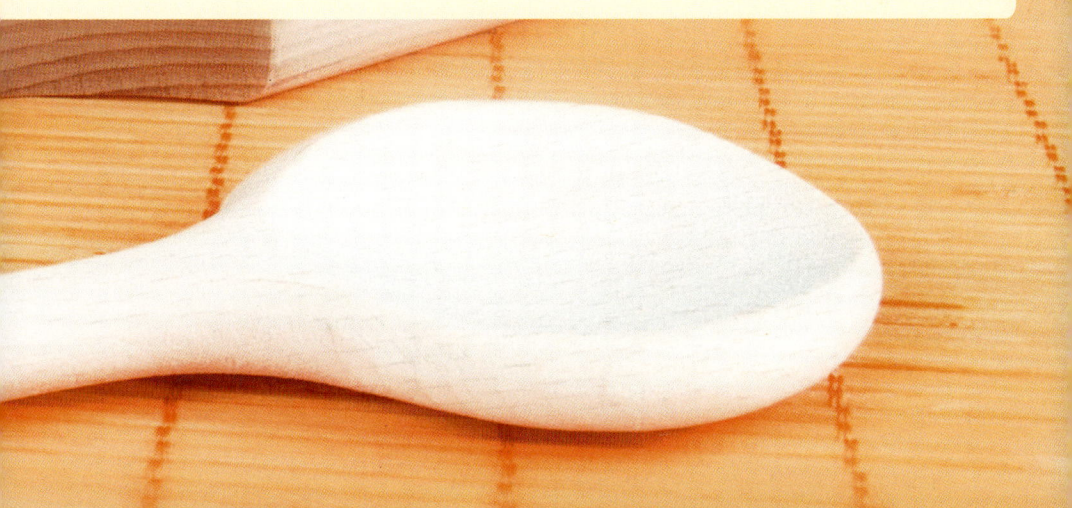

Schritt für Schritt – so haben Sie Erfolg!

Tipps für Einsteiger

Wie fange ich es an?

Schon mit den ersten Rezepten werden Sie feststellen, wie spannend und fantasievoll das vegetarische Neuland ist. Und Sie werden positiv überrascht sein, was es alles zu entdecken gibt! Sie könnten jetzt natürlich einfach draufloskochen. Der Umstieg und Einstieg wird Ihnen aber vermutlich noch leichter fallen, wenn Sie die folgenden Tipps beherzigen.

Kleine Tricks erlaubt

Damit der Umstieg reibungslos über die Bühne geht, dürfen Sie ein paar bewährte Tricks anwenden:

- Muten Sie sich und Ihrer Familie **nicht zu viel auf einmal** zu. Lieber ein langsamer Einstieg in die vegetarische Küche als kein Einstieg oder ein gescheiterter Einstieg.
- Kündigen Sie Ihre neue vegetarische Vorliebe nicht großartig an, sondern **legen Sie einfach los** – mit dem Wissen, dass auch die Liebe zum vegetarischen Essen durch den Magen geht.
- Achten Sie auf eine **farblich ansprechende Zusammenstellung** der Speisen, denn das Auge isst bekanntlich mit.
- Reichen Sie **zum Eintopf Brötchen**, damit auch etwas „zum Beißen" dabei ist.
- Bieten Sie Ihrer Familie öfter einen **leckeren Nachtisch** an, sozusagen als Wiedergutmachung für das vorenthaltene Fleisch. Das stimmt Ihre Lieben versöhnlich.
- Kochen Sie alle Rezepte, die gut ankommen, **in regelmäßigen Abständen**, etwa einmal pro Monat. Untersuchungen haben gezeigt, dass man eine Speise umso lieber mag, je öfter man sie gegessen hat.
- Vergewissern Sie sich, ob bei **Essenseinladungen** außer Haus an die Vegetarier gedacht wurde. Bringen Sie sich ansonsten

!

Es wird Ihren Gästen schmecken, auch wenn sie beim Abschied scherzhaft sagen, dass sie jetzt erst mal eine richtige Bratwurst essen gehen!

selbst etwas mit. Sie haben selbst eingeladen? Trauen Sie sich, Linsenexpress, fleischlose Spaghetti bolognese oder Paella mit Tofu zu servieren.

• Zeigen Sie **Verständnis und Toleranz**. Erwarten Sie nicht, dass Familie oder Freunde sofort zu begeisterten Vegetariern werden. Überzeugen Sie lieber schrittweise durch köstliche Rezepte – in diesem Buch finden Sie jede Menge davon.

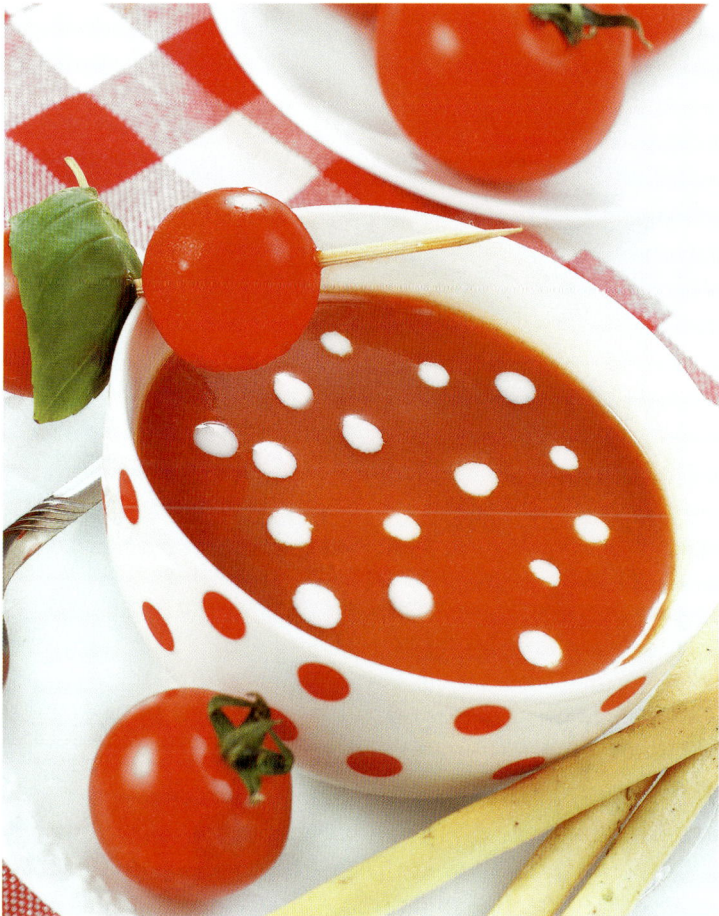

Das Auge isst bekanntlich mit. Und mit farbenfrohem Gemüse gelingt dieser Trick leicht.

!

Rechnen Sie damit, dass die Menschen in Ihrem Umfeld nicht immer mit Verständnis reagieren.

Vorleben statt vorbeten!

Ihre Umgebung wird sehr verschieden auf Ihr Vegetarierdasein reagieren – irritiert, mit Abwehr oder Nichtachtung, seltener wohlwollend und unterstützend. Viele Mitmenschen werden alleine durch die Anwesenheit eines Vegetariers von der unbewussten Sorge befallen, man wolle an ihrer Ernährungsweise rütteln. Sparen Sie sich deshalb Argument und Predigt und leben Sie Genuss und Gesundheit selbstbewusst vor. Und stellen Sie sich schon einmal auf die Reaktion verschiedener Typen von Fleischessern ein:

Der Besorgte: Dieser Typ äußert sich besorgt, dass Sie einen Nährstoffmangel erleiden könnten (meistens werden Eiweiß und Eisen angeführt). Nehmen Sie diesem lieben Menschen seine Bedenken, indem Sie die tatsächlichen Sachverhalte erklären.

Der Unwissende: „Das wäre mir ja zu langweilig – immer nur Salat und Auflauf und sonst nichts!" oder „Darfst du denn Pommes frites essen?" Dieser Typ weiß sehr wenig über vegetarische Kost. Erklären Sie ihm einfach, wie abwechslungsreich sie sein kann.

Der Abblocker: „Ich esse nur noch ganz wenig Fleisch", bekommen Sie von ihm zu hören (ohne dass Sie danach gefragt hätten). Er möchte damit von vornherein jede Diskussion abblocken – und lässt, weil er nicht wirklich nachrechnet, schnell mal ein ganzes Kilogramm Fleisch pro Woche unter den Tisch fallen. Diskussion zwecklos.

Der Sprücheklopfer: „Da sind ja die Körnerfresser!" oder „Wie schmeckt denn das Vogelfutter?" Mit solchen Sprüchen will er die Situation im Griff behalten, Ihnen den Wind aus den Segeln nehmen. Auch hier bringt Argumentieren nichts.

Der Rechtfertiger: „Ich esse gerne Fleisch, weil es mir schmeckt, und ich könnte mir nicht vorstellen, darauf zu verzichten." Er tritt die Flucht nach vorne an. Zugegebenermaßen wenigstens ehrlich. Als Reaktion könnten Sie ihn auf Massentierhaltung,

Gammelfleisch, BSE oder Hormonskandal hinweisen. Ansonsten: Diskussion zwecklos.

Der Interessierte: Auch diesen Zeitgenossen gibt es. Informieren Sie sachlich; sprechen Sie vielleicht eine Einladung zum Essen bei sich zu Hause aus. Und ganz selbstverständlich: Empfehlen oder verschenken Sie dieses Buch!

In 8 Wochen zum Vegetarier

Der 8-Wochen-Rezepteplan

Mit dem 8-Wochenplan und seinen 16 Rezeptvorschlägen in den Klappen dieses Buches lernen Sie Lebensmittel und Gerichte kennen, die für die Rundumversorgung von Vegetariern wichtig sind. Keine Sorge – Sie werden gut damit zurechtkommen. Die Rezepte sind recht einfach zuzubereiten und kommen erfahrungsgemäß auch bei Nichtvegetariern gut an. Entscheiden Sie in jeder Woche selbst, welches der beiden Rezepte Sie zuerst kochen – ganz so, wie Sie möchten! Ansonsten ist es empfehlenswert, die Wochenreihenfolge einzuhalten, da der Schwierigkeitsgrad im Laufe der Zeit etwas zunimmt. Die Ergänzungsvorschläge sind in den ersten Wochen bewusst einfach gestaltet, denn wenn Sie Ihre Konzentration auf ein neues Rezept richten, sollten Sie sich nicht durch aufwendige Beilagen ablenken lassen.

> Jedes Rezept ist für 4 Personen ausgelegt. Reste können Sie einige Tage im Kühlschrank aufbewahren, in Gemüsebrühe oder Tomatensuppe zur Suppe aufbereiten oder einfrieren.

Küchentipps für Vegetarier

Wo einkaufen?

Fast alle erforderlichen Zutaten bekommen Sie in einem gut sortierten größeren Supermarkt. Wenn Sie etwas nicht finden, fragen Sie das Personal, denn die Lebensmittel werden verschieden einsortiert, mal im Bioregal, mal im Regal für ausländische Spezialitäten und mal im Backwarenregal. Die wenigen Zutaten, die Sie in Ihrem Supermarkt vermissen, erhalten Sie im Reformhaus beziehungsweise Naturkostladen; dort können Sie Getreide auch schroten oder mahlen lassen. Auch manche Drogeriemärkte bieten Zerealien und Getreide an.

Obst und Gemüse aus biologischem Anbau sind reicher an wertvollen Inhaltsstoffen und zudem weniger mit Schadstoffen belastet – schön, wenn man einen Bioladen um die Ecke hat und sich den Mehrpreis leisten kann! Aber auch bei Ware aus konventionellem Anbau überwiegen die gesundheitlichen Vorteile, sodass Sie auch hier zugreifen dürfen.

Auf Vorrat lagern

Trockenprodukte

Getreide, Pseudogetreide wie Amaranth und Quinoa, Samen und Mehl sollten Sie unbedingt gut verschlossen aufbewahren. Schließen Sie am besten jede Verpackung zusätzlich in einen Gefrierbeutel mit Verschlussclip ein. Ist das Mindesthaltbarkeitsdatum überschritten, bitte zusätzlich darauf achten, dass das Produkt nicht ranzig riecht. Ist dies der Fall, werfen Sie es weg.

Tiefkühlprodukte

Tiefkühlgemüse und -kräuter werden sofort nach der Ernte schockgefroren, wodurch die Vitamine weitestgehend erhalten bleiben. Im Supermarkt gekauftes „frisches" Gemüse hat dagegen je nach Lagerzeit und Lichteinfluss einen Teil seiner Vitamine eingebüßt (frischer ungekühlter Spinat verliert zum Beispiel innerhalb eines Tages die Hälfte seiner Vitamine). Mit Tiefkühlware sind Sie auch beispielsweise bei Blumenkohl und Brokkoli stets auf der frischen Seite! Wenn Sie Reste von geriebenem Käse, Parmesan, Oliven, Ingwer, Kräutern und Zitronensaft einfrieren, bieten Sie zudem Schimmel die kalte Stirn.

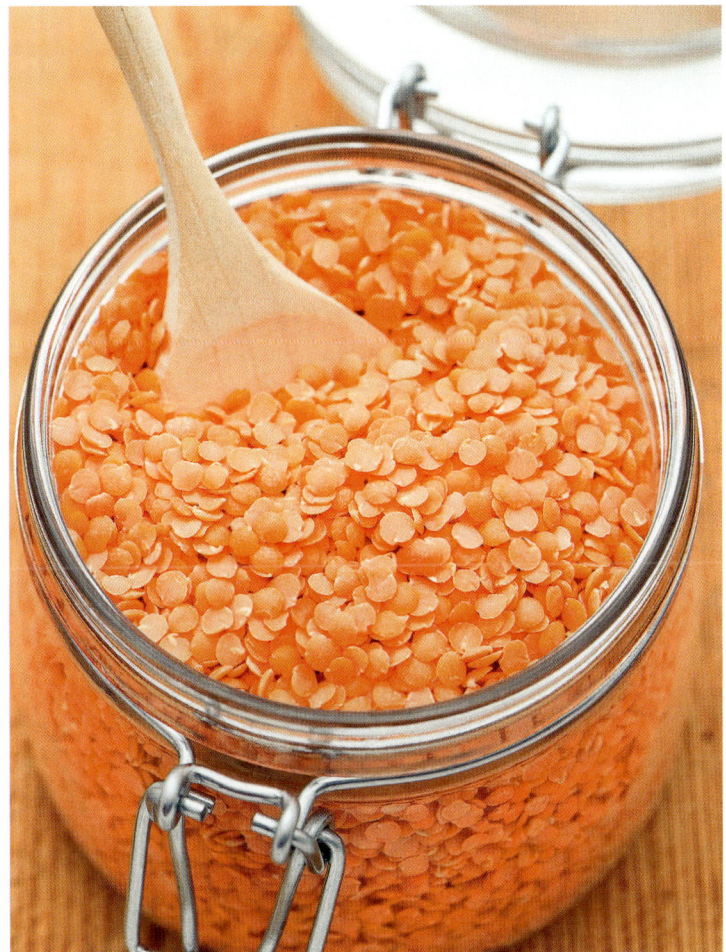

In Einweckgläsern lassen sich Trockenprodukte gut geschützt aufbewahren.

> **!**
>
> Richtig „dosiert" haben auch Konserven in der vegetarischen Küche ihre Daseinsberechtigung.

> **!**
>
> Gelatine ist ein billiges tierisches Gelier- und Verdickungsmittel, das sich auch in Fertigpudding, Margarine, Weichkäse, Gummibärchen usw. findet.

Konserven

Die Qualität von Gemüse aus Dose oder Glas ist viel besser als sein Ruf. Das frisch geerntete Gemüse erreicht seinen Verarbeitungsort innerhalb von 30 Minuten und wird sofort schonend und ohne wesentliche Nährstoffverluste weiterverarbeitet. Tomaten aus der Dose, Tomatenpüree aus dem Tetrapak (passierte Tomaten) und Tomatenmark aus der Tube enthalten Tomaten, die in der vollen Sonne ausreifen durften. Sie versorgen uns mit einer Extraportion Lycopin, auf die wir nicht verzichten sollten.

Kleines A bis Z der Warenkunde

Bindemittel

Gelatine („Knochenleim") stammt aus Knochen, Knorpeln, Sehnen und Haut von Tieren und wird häufig in der Nahrungsmittelindustrie eingesetzt. Vegetarische Alternativen sind zum Beispiel Stärke, Agar-Agar, Carrageen, Guarkernmehl, Pektin und Johannisbrotkernmehl. Letzteres ist ein idealer Speisenbinder, hat keinen Eigengeschmack, wenig Kalorien, aber dafür umso mehr Ballaststoffe.

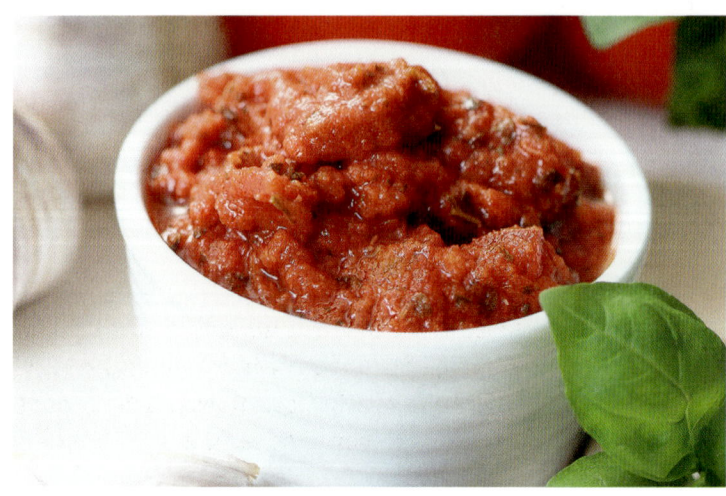

Tomatenpüree enthält Tomaten, die in der vollen Sonne ausreifen durften.

Energie- und Ballaststoffgehalt von Bindemitteln

BINDEMITTEL	ENERGIE (kcal/100 g)	BALLASTSTOFFE (g/100 g)
Stärke (z. B. aus Kartoffeln, Reis, Mais, Weizen)	340	0
Johannisbrotkernmehl (z. B. Bindobin)	30	76

Einkaufstipp

Sehr zu empfehlen ist das Johannisbrotkernmehl der Firma Tartex (Bindobin), das im Reformhaus, in Naturkostläden und gut sortierten Supermärkten erhältlich ist. Es wird mit dem beiliegenden Messlöffel sehr sparsam verwendet (1 Messlöffel = 1 g). Nehmen Sie bitte nicht mehr Johannisbrotkernmehl als im Rezept angegeben, ansonsten werden Soße und Suppe klitschig. Achten Sie jedoch auf die jeweilige Dosierungsempfehlung! Bindobin erscheint im Vergleich zunächst teurer, ist in der Dosierung jedoch extrem sparsam.

Sollten Sie einmal kein Bindobin im Haus haben, so können Sie jedes Gramm Bindobin durch 20 g Mondamin (70 kcal) oder durch einen leicht gehäuften Esslöffel Instantflocken (Schmelzflocken, 5 g) ersetzen.

Brot

Viele Jahre wurde alles dafür getan, um Getreide von den Schalen – „überflüssigem Ballast" – zu befreien. So entstand das weitverbreitete, minderwertige weiße Mehl. Aber nur Schrot und Vollkornmehl enthalten die gesamten Bestandteile der Körner einschließlich ihrer Schalen, in denen die gesunden Ballaststoffe zu Hause sind. Ihr tägliches Brot sollte deshalb unbedingt ein Vollkornbrot sein. **Vollkornbrot** besteht definitionsgemäß zu mindestens 90 Prozent aus Vollkornmehl oder -schrot.

Ballaststoffanteil in Brot

BROTSORTE	BALLASTSTOFFE (g/100 g)
Vollkornbrot	~ 8
„Vollkorntoastbrot", Weizenmischbrot, Roggen-mischbrot, Graubrot	~ 5
Weißbrot, Baguette, weiße Brötchen, weißes Toastbrot	~ 3

1 Scheibe Brot wiegt ca. 50 g, 1 Brötchen ca. 50 g, 1 Scheibe Toastbrot ca. 30 g.

Vollkornbrot gibt es in unglaublich vielen Variationen.

Sehr gesund ist **Sauerteigbrot**; der Teig wird einmal angesetzt und danach nur noch vermehrt. Die lange Teigführung sorgt dafür, dass die im Getreide enthaltene Phytinsäure (die normaler-

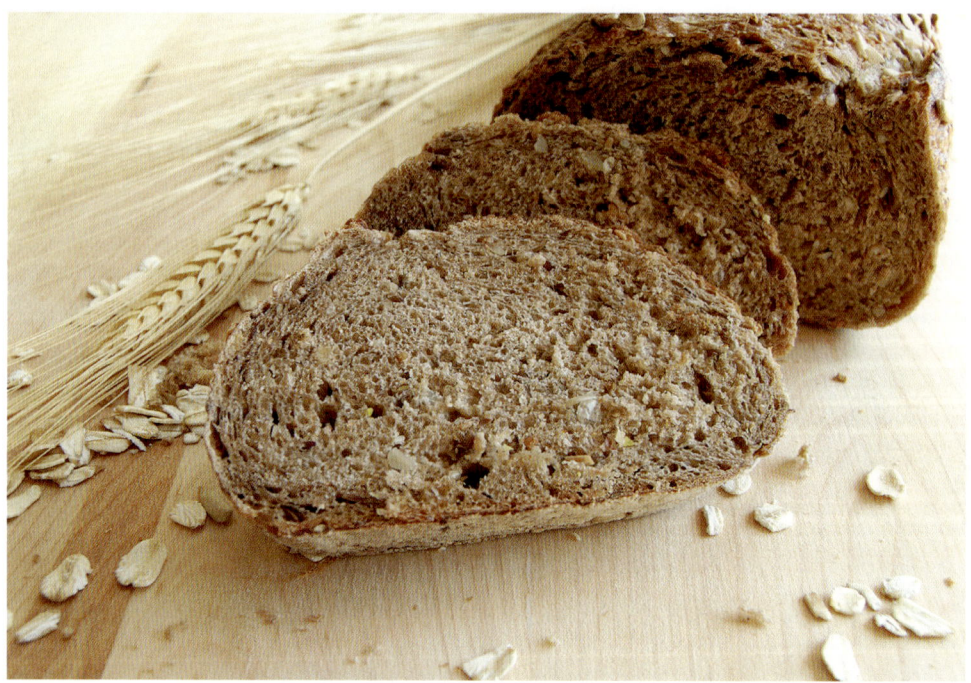

weise Mineralien bindet) durch das getreideeigene Enzym Phytase abgebaut werden kann. Somit bleiben die Mineralien (wie Eisen, Zink, Kalzium, Magnesium) verfügbar und können über die Darmwand aufgenommen werden. Bei der Sauerteigführung entstehen außerdem Gase, die auch den weniger backfähigen Roggen besser aufgehen lassen.

Einkaufstipp

Eine dunklere Färbung (etwa durch Zuckerrübensirup oder Malzextrakt), ein paar Körner, Ölsamen oder Flocken sowie Bezeichnungen wie „Mehrkorn" oder „Fitness" bedeuten noch lange nicht, dass es sich um ein Vollkornbrot handelt. Fragen Sie beim Bäcker nach der genauen Zusammensetzung des Brotes! Bäckereifachgeschäfte haben zu jedem Produkt eine Zutatenliste, die eingesehen werden kann.

Eier und Ei-Ersatz

Wählen Sie nur Eier aus artgerechter Bio- oder Freilandhaltung und lassen Sie die Eier aus Käfig- und Bodenhaltung links liegen. Für Veganer gibt es Ei-Ersatz im Reformhaus (etwa von Pauly): einfach anzurühren und dabei nicht teurer als ein Freilandei. Dieses Ei-Ersatzpulver können Sie bei allen veganen Bratligen einsetzen. In einigen Rezepten lassen sich Eier auch durch Lezithin in Sojavollmehl austauschen. Lezithin aus Ei und Sojasahne ist zudem ein guter Emulgator, wir können hiermit Suppen und Soßen legieren (binden) oder Mayonnaise schlagen.

!

Lezithin ist der wichtigste Fettbaustein unserer Zellmembranen. Es ist in Eigelb, Knollen- und Wurzelgemüse, Hülsenfrüchten und Pflanzenölen enthalten.

Fixprodukte

Achten Sie bei Fertigsoßen, -suppen und Co darauf, dass sie keine Zutaten vom toten Tier enthalten (Schweineschmalz, Speckfett, Rindfleischextrakt, Rinderbrühe, Hühnerbrühe, Gelatine). Verwenden Sie nur rein pflanzliches Gemüsebrühpulver.

> **!**
>
> Seitan wird aus Weizenmehl gewonnen: Dem Mehl wird die Stärke entzogen, das übrig bleibende Weizeneiweiß (Gluten) wird zu einer fleischähnlichen Masse verarbeitet.

Fleischersatz

Es gibt eine Vielzahl an Fleischersatzprodukten, von vegetarischer Bratwurst bis hin zu vegetarischem Geschnetzeltem und Cordon bleu aus dem Labor der Lebensmitteldesigner, überwiegend auf Seitan- oder auf Tofubasis. Entscheiden Sie selbst, ob Sie sich durch diese mal weniger gut, mal besser schmeckende Vielfalt hindurchprobieren möchten. Seitan ist im Reformhaus und Versandhandel erhältlich.

Gemüse

Gemüse liefert wenig Kalorien, dafür aber reichlich Vitamine, Mineralstoffe und sekundäre Pflanzenstoffe. Einen besonderen Gefallen tun wir unserer Gesundheit, wenn wir einen Teil roh verzehren, denn so kommen wir in den Genuss von Nährstoffen, die mit dem Erhitzen zerstört würden. 200–400 Gramm rohes Obst und Gemüse täglich sind für unsere Gesundheit ein Minimum, es darf auch gerne mehr sein.

> **!**
>
> Kurkuma ist Bestandteil aller Currymischungen. Es schmeckt etwas milder als Curry und verleiht Soße, Eintopf und Gemüse eine intensiv gelbe Farbe.

Gewürze

Viele Gerichte der vegetarischen Küche gelingen erst mit den richtigen Gewürzen und insbesondere auch mit der richtigen Würzmenge. Die Gewürze werden löffelweise dosiert und geschickt kombiniert. Die gute alte „Prise" hat hier endgültig ausgedient.

Die Mengenangaben für **Gemüsebrühpulver** gelten für die Delikatess-Brühe von Knorr. Selbstverständlich können Sie auch jedes andere rein pflanzliche Gemüsebrühpulver nehmen. In der Regel braucht man einen leicht gehäuften TL für 250 ml Gemüsebrühe. Beachten Sie bitte die Hinweise auf Ihrer Packung, da es auch Abweichungen hiervon gibt, und passen Sie falls nötig in allen Rezepten die Dosis für Ihr Produkt an! **Kapern** sind in einigen Gerichten unverzichtbar. Wenn man sie schön klein schneidet, fallen sie jedoch nicht auf und werden sogar von den meis-

ten Kaperngegnern toleriert. **Kurkuma** (der „Safran der Armen")
wird aus einer ingwerähnlichen gelben Wurzel (Gelbwurz) gewonnen. Weißer Reis wird appetitlich gelb, wenn Sie dem Kochwasser für 3 Portionen Reis ½ TL Kurkuma (alternativ 0,1 g Safran) zugeben.

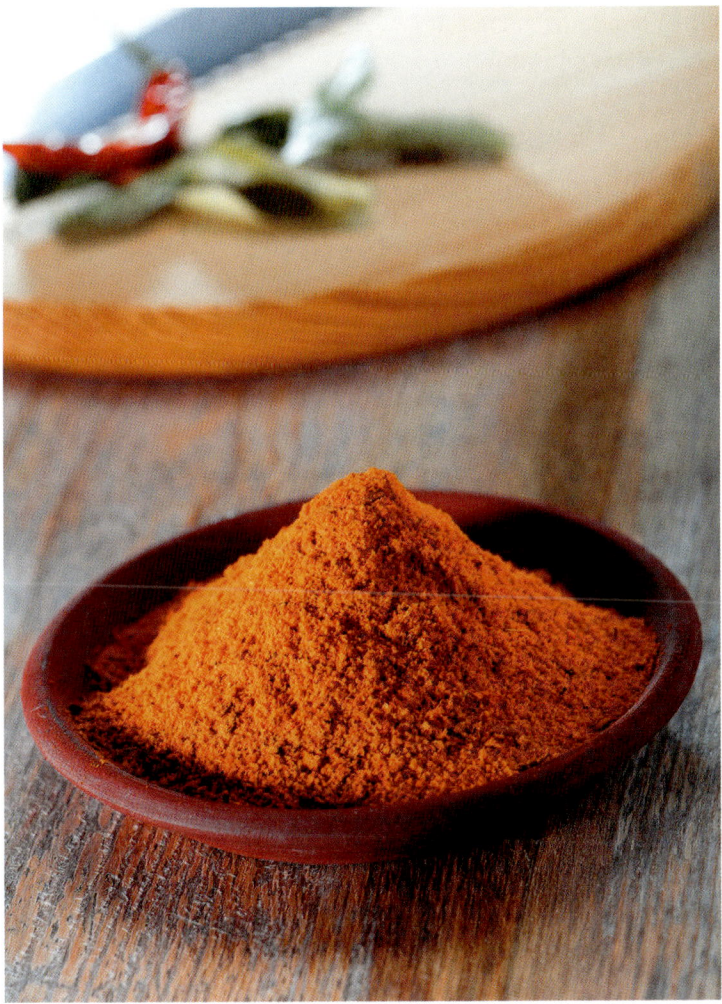

Viele Gerichte der
vegetarischen Küche
gelingen erst mit den
richtigen Gewürzen.
Seien Sie mutig und
experimentieren Sie.

> **!**
>
> Hafer soll die Stimmungslage – ausgleichend oder anregend – beeinflussen können. Dies spiegelt sich im Sprichwort „wie vom Hafer gestochen" wider.

Getreide

Bulgur (Weizengrütze) gehört in Nordafrika und den Ländern des Nahen und Mittleren Ostens seit Jahrhunderten zu den Grundnahrungsmitteln. Es handelt sich um Weizen, der grob zerstoßen, gedämpft und dann wieder getrocknet wird. Bulgur gibt es in verschiedenen Feinheitsgraden. Je gröber der Bulgur, umso länger die Garzeit. **Dinkel** („Urweizen") hat einen noch höheren Klebergehalt als Weizen und lässt sich deshalb besonders gut verbacken.

Gerste („Frühstückskorn der Germanen") ist mit 17.000 Jahren das älteste Getreide. Sie hat einen angenehm milden Geschmack und enthält viel Kieselsäure. **Grünkern** ist die unreife Form des Dinkels. Er wird über Buchenfeuer getrocknet (gedarrt) und hat einen aromatisch nussigen und leicht rauchigen Geschmack. Durch das Darren ist er leicht verdaulich und wirkt nicht blähend. Grünkern ist nicht keim- oder backfähig. **Hafer** ist eine bekömmliche, aromatische Getreidesorte mit einem hohen Gehalt an wertvollem Eiweiß und wird in Form von Haferflocken auch gerne roh verzehrt.

Roggen hat den höchsten Ballaststoffgehalt unter den bei uns üblichen Getreidesorten. Er enthält jedoch wenig Klebereiweiß und braucht deshalb beim Backen Unterstützung durch Sauerteig. Aus diesem Grund und weil Roggen etwas schwerer bekömmlich ist, kann der Roggenanteil im Brot nicht beliebig erhöht werden. Roggenbrote schmecken typischerweise besonders herzhaft. **Weizen** enthält viel Klebereiweiß, welches ihm gute Backeigenschaften verleiht und ihn zum wichtigsten Brotgetreide der Erde gemacht hat. In Österreich und in der Schweiz gelten andere Typen.

Hülsenfrüchte

Hülsenfrüchte spielen wie Pseudogetreide in der vegetarischen Küche eine wichtige Rolle, denn Bohnen, Erbsen und Linsen sind nicht nur eiweißreich, sondern enthalten auch eine Megaportion Ballaststoffe. Die Sojabohne bietet so viele Anwendungsmöglichkeiten, dass ihr ein eigenes Rezeptkapitel gewidmet ist. Eine in unseren Breiten wenig bekannte Hülsenfrucht ist die Karobschote, aus deren Samen das Johannisbrotkernmehl gemacht wird. Auch dazu gibt es ein Extra-Rezeptkapitel.

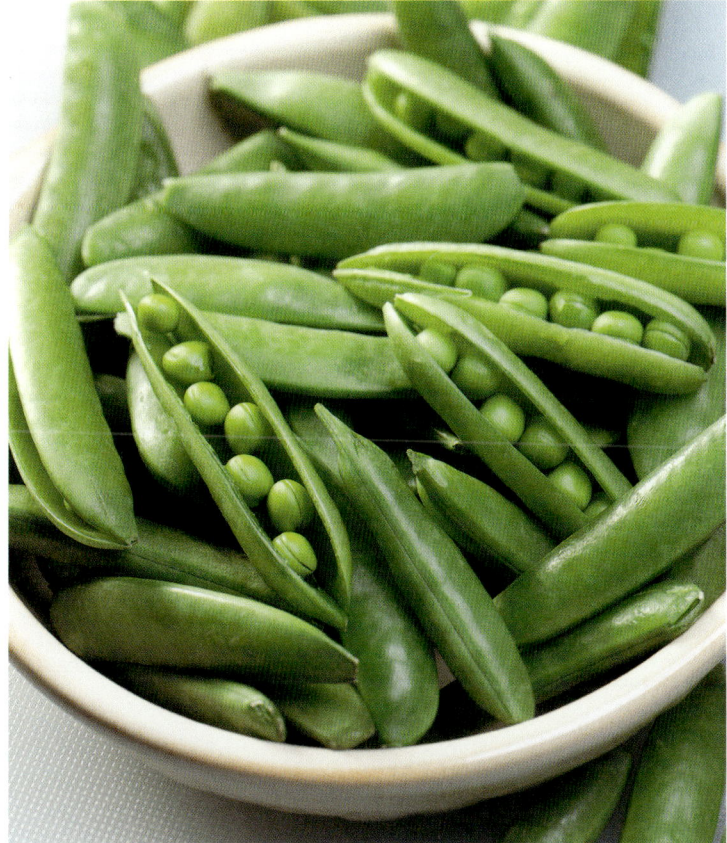

Erbsen sind eiweißreich und enthalten viele Ballaststoffe.

Kakao

Kakaobohnen sind die Samen des in Mittel- und Südamerika heimischen Kakaobaumes. Sie enthalten die stimmungsaufhellenden Inhaltsstoffe Serotonin, Tryptophan und Dopamin, Antioxidantien wie Polyphenole und Flavonoide und Mineralien wie Eisen und Zink.

Kokosmilch

Im Spezialitätenregal wird Kokos als Pulver in der Tüte oder als Kokosmilch angeboten.

Im Regal für ausländische Spezialitäten finden Sie Kokosnusspulver in der Tüte oder Kokosmilch in der Dose. Letztere (cremige Kokosmilch) ist geschmacksintensiver und fettreicher. Sofern sie sich in der Dose entmischt hat, sollte sie vor der Verwendung mit

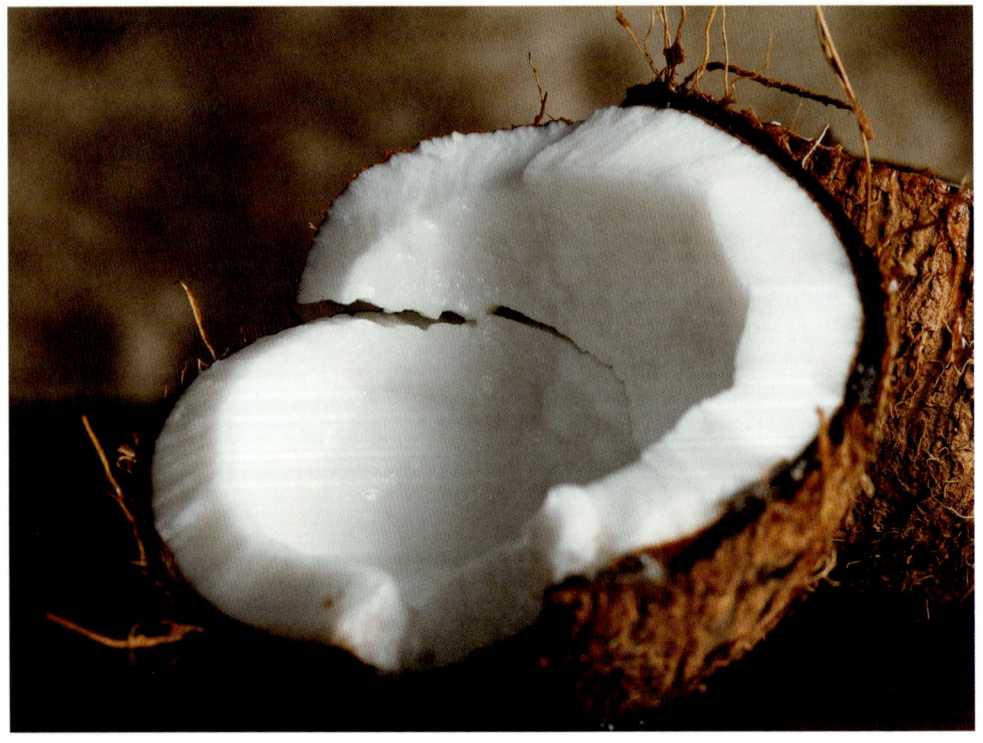

einem Schneebesen cremig gerührt werden. Kokosmilch kann auch eingefroren werden.

Kondensmilch
Kondensmilch ist nichts anderes als Milch, der Wasser entzogen wurde, also besonders konzentrierte Milch. 10%ige Kondensmilch eignet sich wunderbar für die fettarme Küche und für die Zubereitung von Soßen und Suppen. Im Gegensatz zu saurer Sahne gerinnt sie auch beim Erhitzen nicht.

Mehl
Die Nährstoffqualität von Backwaren steht und fällt mit den verwendeten Mehlsorten. Die Wertigkeit eines Mehles ist an der Typenzahl zu erkennen, die seinen Mineralstoffgehalt angibt. Je dunkler das Mehl, umso höher die Type und umso reicher der Gehalt an Mineralstoffen, Vitaminen und Ballaststoffen.

Mineral- und Ballaststoffgehalt einzelner Mehltypen

MEHLTYPE	MINERALIEN (mg/100 g)	BALLASTSTOFFE (g/100 g)
Weizenmehl Type 405	~ 405	~ 4
Weizenmehl Type 550	~ 550	~ 4
Weizenmehl Type 1050	~ 1050	~ 5
Weizenvollkornmehl/-schrot	~ 1700	~ 13
Roggenmehl Type 1150	~ 1150	~ 8
Roggenvollkornmehl/-schrot	~ 1800	~ 14
Maismehl	~ 1400	~ 9
Dinkelvollkornmehl	~ 2000	~ 9

Nudeln

Vollkornnudeln besitzen etwa dreimal so viele Ballaststoffe wie weiße Nudeln. Für Vegetarier ein guter Grund, weiße Nudeln öfter durch die dunkleren zu ersetzen. Eine schöne Übersicht über die verschiedenen Nudelsorten mit Abbildungen finden Sie bei Wikipedia unter dem Stichwort „Pasta".

Obstsäfte

Zum Trinken wie zum Kochen sollten Sie nur 100 Prozent Saft ohne Zuckerzusatz wählen. Alles andere ist gesüßtes Wasser mit

Vollkornnudeln besitzen etwa dreimal so viele Ballaststoffe wie weiße Nudeln.

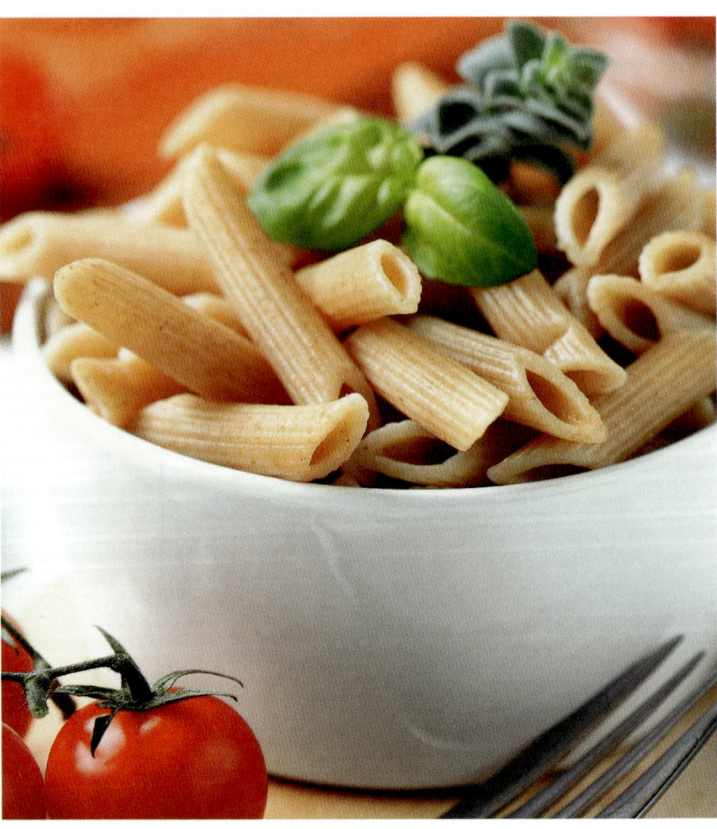

etwas Obstanteil und von daher minderwertig. Als Durstlöscher sind Säfte jedoch nicht geeignet, da sie zu viele Kalorien enthalten.

Parmesan

Das Original „Parmiggiano Reggiano" wird nach strengen Regeln produziert. Grana Padano, den kleinen Bruder des Parmesan, finden Sie auch in eingeschweißter Form in der Kühltheke. Kaufen Sie Parmesan am besten als Stück und reiben Sie ihn selbst – für den vollen Geschmack!

Haben Sie Parmesan übrig, schneiden Sie ihn in pflaumengroße Stücke und frieren ihn ein. So haben Sie immer etwas Parmesan für Ihre Pasta parat.

Peperoncini („Piri-Piri")

Peperoncini sind in Wassermarinade eingelegte kleine, scharfe Chilischoten, zu finden im Regal für ausländische Spezialitäten. Im Kühlschrank halten sie sich auch angebrochen mehrere Monate. Wichtig ist, die besonders scharfen Kerne zuvor aus den Schoten zu entfernen. 1 Peperoncini (2 g) entspricht in ihrer Schärfe etwa ½ Chilischote oder 1 gestrichenen TL scharfem Paprikapulver, sodass Sie diese kleinen Scharfmacher entsprechend austauschen können.

Pflanzenöle

Mit Ausnahme von Kokos- und Palmfett sind Pflanzenfette frei von Cholesterin und arm an gesättigten Fettsäuren, was als sehr positiv zu bewerten ist. Bei uns in Deutschland hielt man lange Zeit Sonnenblumen-, Maiskeim- und Distelöl für besonders gesund. Heute wissen wir, dass diese Öle überwiegend einen ungünstig hohen Anteil an Omega-6-Fettsäuren enthalten. Die Zauberformel für Ernährungsbewusste heißt neuerdings Omega-3. Mit Olivenöl und Rapsöl, dazu noch Leinöl und Walnussöl für die kalte Küche, sind Sie in dieser Hinsicht auf der supergesunden Seite.

Olivenöl, Rapsöl, Leinöl und Walnussöl sollten rasch einen festen Platz in Ihrer Küche erobern – auch wenn dafür ein kompletter „Ölwechsel" fällig werden sollte!

Fettsäuremuster einiger Fette (in Prozent)

FETTHERKUNFT	GÜNSTIG		UNGÜNSTIG	
	einfach ungesättigte Fettsäuren, z. B. Ölsäure	Omega-3-Fettsäuren, z. B. Alpha-Linolensäure	Omega-6-Fettsäuren, z. B. Linolsäure	gesättigte Fettsäuren
Olive	75	1	9	15
Raps	65	9	20	6
Lein	18	57	15	10
Walnuss, Soja	21	9	58*	8/15
Distel, Kürbiskern, Maiskeim, Sesam, Sonnenblume	15–40	1	45–75*	10–15
Butter	25	1	2	51
Kokosnuss	6	1	2	91

* Linolsäurereiche Fette sollten nicht erhitzt werden, da sie dann Peroxyde bilden können, die zu den Krebs auslösenden Stoffen gezählt werden.

!

Jeder Esslöffel Öl hat 10 g Fett. Verzichten Sie daher auf den Schuss aus der Flasche und dosieren Sie mit dem Esslöffel. Für Salat und Gemüse reichen geringe Mengen!

Olivenöl ist reich an einfach ungesättigten Fettsäuren und trägt entscheidend zur viel gerühmten Gesundheit der Mittelmeeranwohner teil. Es ist zum schonenden Anschwitzen geeignet und verliert dabei sein typisches Aroma. **Rapsöl** ist ein heimisches Öl mit vielen einfach ungesättigten Fettsäuren und Omega-3-Fettsäuren. Es ist geschmacksneutral und ebenfalls zum schonenden Anschwitzen geeignet. Rapsöl gibt es auch mit Buttergeschmack (etwa Albaöl – besonders lecker zu Pellkartoffeln und Spargel). **Leinöl** wird aus dem Leinsamen der Flachsblüte gewonnen und ist besonders reich an Omega-3-Fettsäuren. Empfehlenswert ist das fast geschmackneutrale Bio-Leinöl von Gut & Gerne; andere Sorten können im Geschmack unangenehm streng sein. Auch **Walnussöl** ist reich an Omega-3-Fettsäuren und unterstreicht das

Nussaroma in Gerichten mit Nüssen. Kaufen Sie Walnussöl und Leinöl vorzugsweise in kleinen Flaschen und bewahren Sie sie dunkel auf, denn beide sind weniger lange haltbar als Oliven- und Rapsöl.

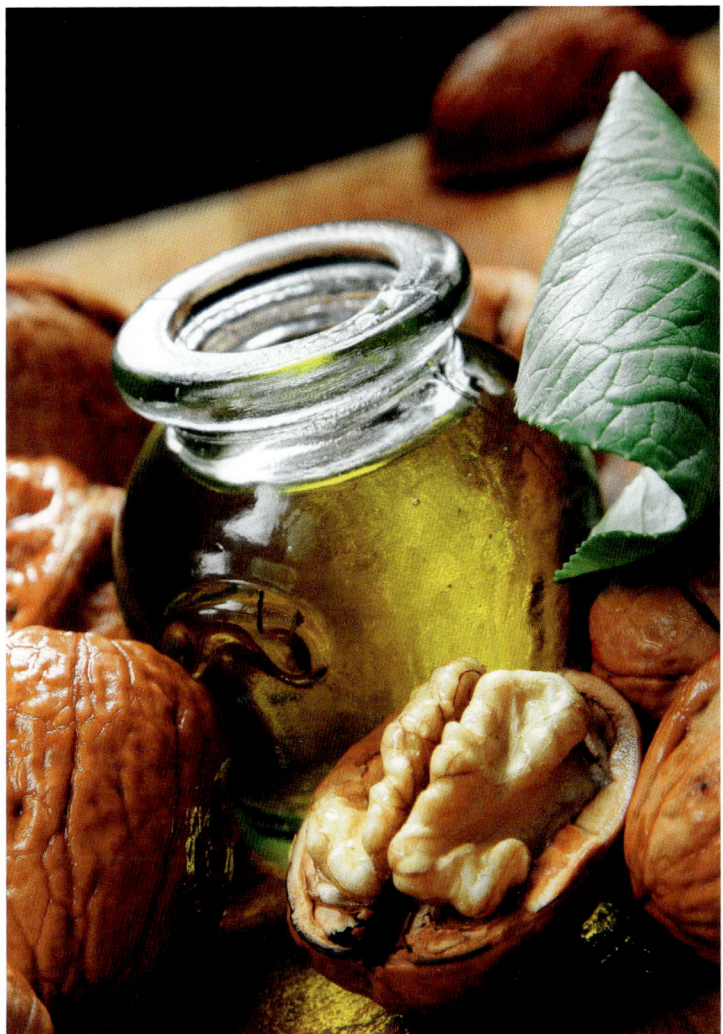

Nussöl ist reich an Omega-3-Fettsäuren und unterstreicht das Nussaroma von Gerichten mit Nüssen.

Pilze

Zuchtpilze wie Champignons, Austernpilze, Shiitake, Stock-schwämmchen und Chinamorchel (Mu-Err) sind ein gesunder Genuss, denn sie enthalten rund 90 Prozent Wasser und reichlich Ballaststoffe, aber nur sehr wenig Fett und Kalorien. Wildpilze sollte man nur selten essen, da sie mit Schwermetallen und seit dem Reaktorunfall von Tschernobyl im Jahr 1986 auch mit radio-aktivem Cäsium belastet sind.

Pseudogetreide

Amaranth, Quinoa und Buchweizen gehören zu den sogenannten Pseudo-getreiden.

Amaranth, Buchweizen und Quinoa gehören nicht zum Getrei-de. Zu ihrem Namen sind sie gekommen, da sie wie Getreide klei-ne, harte Körner bilden. Ihr Gehalt an Eiweiß, Ballaststoffen, Ei-sen und Zink ist besonders beachtenswert. Weil die Getreidesorte

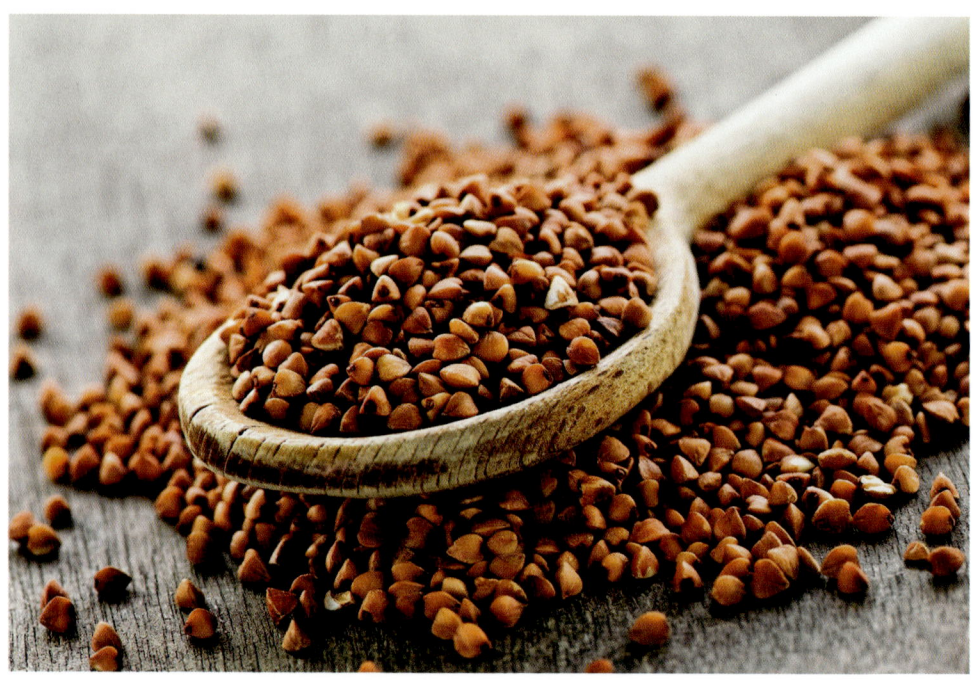

Hirse in Aussehen, Nährwerten und Verarbeitung eher dem Pseudogetreide ähnelt, wird sie auch in diesem Abschnitt vorgestellt.

Nährwerte pro 100 g Trockenprodukt

	EIWEISS (g)	FETT (g)	KOHLENHYDRATE (g)	BALLASTSTOFFE (g)	EISEN (mg)	ZINK (mg)
Amaranth	15	9	57	4,2	9	3,7
Buchweizen	9	2	71	3,7	3	2,5
Hirse	11	4	69	3,8	9	3,4
Quinoa	14	5	61	4,4	8	4,3

Amaranth ist in Zentral- und Südamerika heimisch und gehört zu den ältesten Kulturpflanzen unserer Erde. Das Eiweiß der Samen hat die höchste bekannte Eiweißwertigkeit von allen Kulturpflanzen. Neben Eiweiß von herausragender Qualität besitzt Amaranth auch viel Eisen und Zink. Amaranth hat mehr Eigengeschmack als Hirse oder Quinoa und die Körnchen behalten auch beim Garen etwas Biss. **Buchweizen** ist der Samen eines Knöterichgewächses. Er enthält keinen Kleber (Gluten) und ist daher nicht zum Backen geeignet. Er schmeckt nussig und passt besonders gut ins Müsli. Die uralte Getreidepflanze **Hirse** kommt heute hauptsächlich aus Afrika. Sie schmeckt mild und zart. Weil sie viele gute Nährstoffe liefert, wird sie wie Quinoa und Amaranth in der vegetarischen Küche sehr geschätzt. **Quinoa** (Inkakorn, Andenhirse) ist ein mit Spinat und Mangold verwandtes Gänsefußgewächs und wächst in den südamerikanischen Anden in bis zu 4.000 Metern Höhe. Auch Quinoa behält beim Garen etwas Biss.

!

Kochen Sie Amaranth nicht in Brühe, sondern in Wasser. So wird er schneller gar.

Reis

> ! Beribeli, die Vitamin-B_1-Mangelkrankheit der Dritten Welt, ist allein auf polierten Reis als Hauptnahrungsmittel zurückzuführen.

Wenn es weißer Reis sein soll, so sollten Sie Parboiled Reis bevorzugen.

Naturreis (brauner Reis) enthält im Vergleich zu weißem, geschältem Reis deutlich mehr Vitamin B_1, Kalzium, Eisen und Ballaststoffe. **Weißer Reis** verliert durch Schleifen und Polieren Silberhaut und Keimling und damit viele gesunde Nährstoffe – wie Vitamin B_1, B_6 und die für Vegetarier wichtigen Mineralien Eisen und Zink. Auch die satt machenden Ballaststoffe gehen verloren, da sie vor allem im feinen Silberhäutchen sitzen. Wollen Sie weißen Reis servieren, so sollten Sie vorzugsweise **Parboiled Reis** wählen, da dieser noch etwa 70 Prozent seiner Vitamine und Mineralien enthält. Bei seiner Herstellung werden die Vitamine und Mineralien aus der Silberhaut gelöst und dann mit Dampf und Druck in das Innere der Körner gepresst. Die Ballaststoffe gehen beim Schleifen jedoch teilweise verloren.

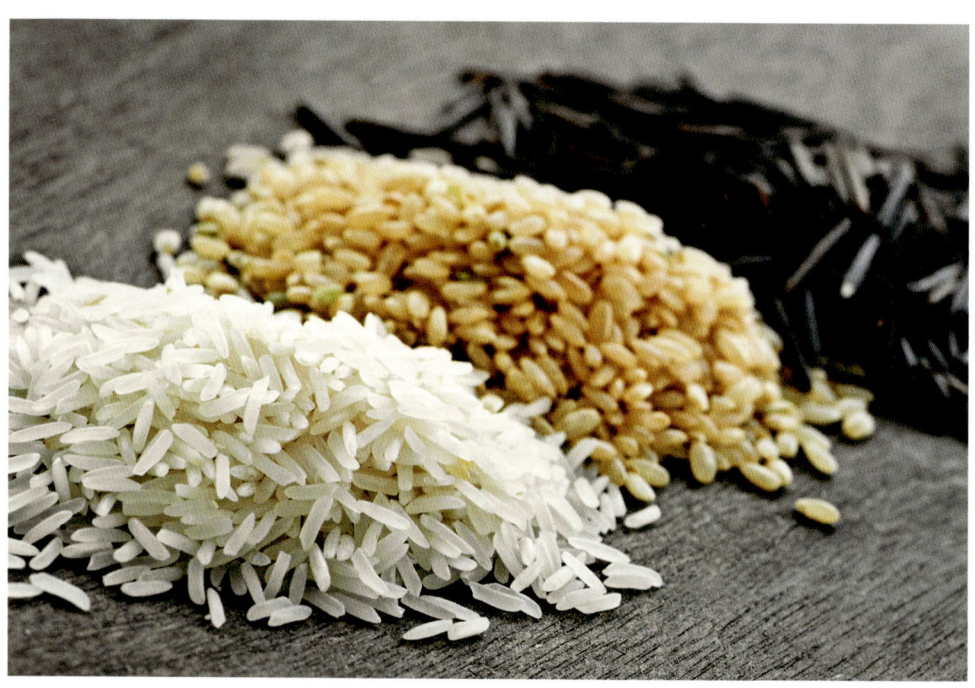

Der länglich geformte **Langkornreis** bleibt nach dem Kochen locker und klebt kaum zusammen, da er arm an Stärke ist. Meist handelt es sich um geschälten, also weißen Reis. Zum Langkornreis gehören auch die Duftreissorten Basmati- und Jasminreis. Die dicken ovalen Körner von **Rundkornreis** kleben nach dem Kochen aufgrund ihres großen Stärkeanteils zusammen; dazu zählen Risotto- und Milchreis. Risotto lässt sich bestens aus einfachen Milchreiskörnern zubereiten. Arborioreis ist ein italienischer Risottoreis mit besonders großen Körnern. **Schnellkochreis** ist vorgegart und deshalb schon innerhalb 3–5 Minuten weich. Durch das Vorkochen gehen diesem Reis jedoch große Teile an Vitaminen, Mineralstoffen und Geschmack verloren. Beim teuren **Wildreis** handelt es sich um den dunklen Samen eines Wassergrases. Für besondere Anlässe und fürs Auge ist auch die günstigere Mischung aus weißem Reis und Wildreis interessant.

> **!**
> Es gibt viele Reissorten, die unterschiedlich viele Nährstoffe enthalten.

Nährstoffe pro 100 g Trockenprodukt

	ENERGIE (kcal)	EIWEISS (g)	FETT (g)	KOHLEN-HYDRATE (g)	BALLAST-STOFFE (g)	EISEN (MG)
Naturreis	351	7,8	2,2	76	2,2	3,2
Parboiled Reis	344	6,5	0,5	78	1,4	2,9
Weißer Reis	349	6,5	0,6	77	1,4	0,8

Sojaprodukte
Die Sojabohne ist eine Hülsenfrucht und eine wichtige Öl-Eiweiß-Pflanze, die aufgrund ihrer biologisch hochwertigen Eiweiße in großen Gebieten der Erde als Grundlebensmittel gilt. Daraus wird zum Beispiel **Sojadrink** hergestellt, eine weiße Öl-Wasser-Eiweiß-Emulsion. In Deutschland darf sie nicht als Sojamilch verkauft werden, da der Begriff „Milch" in unserer Lebensmittelsprache den Säugetierprodukten vorbehalten ist.

Wenn man regelmäßig reichlich Sojaprodukte isst, kann der Cholesterinspiegel gesenkt werden. Die darin enthaltenen Phytoöstrogene (pflanzliche Hormone) mindern außerdem Osteoporosegefahr und Wechseljahresbeschwerden. In Japan ist ein täglicher Verzehr von ½ Liter Sojadrink oder 200 Gramm Tofu durchaus üblich – dafür verzichten Asiaten jedoch auf Milchprodukte.

Wird **Tofu** getrocknet und geschreddert, so erhält man **Sojagranulat** oder auch den gröberen Sojaschrot. Beide lassen sich als Trockenprodukt prima aufbewahren.

Der rein pflanzliche **Sojajoghurt** entsteht durch Fermentierung aus Sojadrink und ähnelt in seinen Eigenschaften dem Joghurt aus Kuhmilch. Sie finden ihn im Reformhaus und Bioladen oder auch im Kühlregal eines gut sortierten Supermarktes unter umschreibenden Namen, da die Bezeichnung „Joghurt" Kuhmilchprodukten vorbehalten ist. Sojade ist ein Bio-Sojajoghurt, der mit den Zutaten Sojadrink und Milchsäurebakterien auskommt und weder Zucker noch Aroma enthält (Reformhaus, Bioladen). **Sojasahne** (Sojacreme) ist ein ausgezeichneter veganer Ersatz für Sahne und Co. Sie kann beim Erhitzen ausflocken, was den Geschmack jedoch nicht beeinträchtigt. Soja-Allergiker ersetzen Sojasahne durch Hafersahne (Reformhaus).

!

Sojasahne ist mit 14–18 % Fett deutlich fettärmer als Kuhsahne (31 % Fett) und manche Speisen schmecken damit ganz besonders gut.

Einkaufstipp
Sehr empfehlenswert ist die Sojacreme von Alpro, die auch in erhitztem Zustand nicht gerinnt. Sie ist als „Cuisine" im Tetrapak erhältlich. Sojasahne eignet sich aufgrund ihres Lezithingehaltes auch wunderbar als Emulgator für Dressing, Salatcreme und Mayonnaise.

Sojasoße (japan. shoyu) und asiatische Küche sind unzertrenn-
lich. Zur Herstellung wird Sojabohneneiweiß mithilfe von Mikroorganismen fermentiert. Der traditionelle Brauvorgang bean-
sprucht Monate bis Jahre; deshalb wird Sojasoße heutzutage in
der Regel industriell und innerhalb weniger Tage produziert. Man
verwendet sie zum Marinieren und Würzen. **Sojasprossen** stammen nicht von der Sojabohne, sondern von der Mungobohne,
die ebenfalls zu den Hülsenfrüchten zählt. Das Wort **Tofu** ist zu-
sammengesetzt aus To = Bohne und Fu = gerinnen. Naturtofu hat
keinen Eigengeschmack und braucht deshalb unbedingt würzige
Marinaden oder Soßen. Mit mehr Aroma kommen geräucherter
und gewürzter Tofu daher. Für Geschnetzeltes und Gulasch besonders geeignet ist der „mexikanisch" gewürzte Tofu aus dem
Reformhaus. Tofu bildet auch die Grundlage für vegetarische
Würstchen. Gerichte mit Tofu sollten für Einsteiger jedoch nicht
unbedingt erste Wahl sein, da er häufig noch nicht so gut ankommt, wenn man den Fleischgeschmack sozusagen noch auf
der Zunge hat.

> **!**
>
> Süßliche Sojasoße
> passt zu säuer-
> lichen Gerichten
> wie Sauerkraut,
> würzige, salzige
> Sojasoße gibt
> Speisen ein
> asiatisches Flair.

Steinpilz-Hefebrühe-Extrakt

Diese intensiv würzige Pilzpaste verleiht Suppen und Soßen einen aromatischen Geschmack. Steinpilz-Hefebrühe-Extrakt (von
Vitam) erhalten Sie im Reformhaus. Er ist auch nach Anbruch
noch mehrere Monate im Kühlschank haltbar.

Vegetarisches Schmalz

Leckeres vegetarisches Schmalz, das auch zum Erhitzen geeignet
ist, erhalten Sie im Reformhaus (etwa Holsteiner Liesl), Bioladen
und gut sortierten Supermarkt (etwa von Deli Reform). Servieren
Sie es ruhig auch einmal Ihren Gästen – Sie werden überrascht
sein, wie gut es ankommt!

> **!**
>
> Zucker macht das Leben nur scheinbar süß, denn die Folgekrankheiten sind bitter.

Zucker

Zugegeben, süße Sachen können ganz schön lecker schmecken. Leider sind sie zugleich kalorien- und oft auch fettreich. Süße Produkte stehen deshalb in der vegetarischen Ernährungspyramide ganz oben in der schmalen Spitze. Brauner Zucker enthält zwar etwas mehr Mineralien, ist aber deshalb nicht wirklich gesünder als weißer Zucker.

Vorsicht, Falle!

Da Zucker von der Lebensmittelindustrie gerne als billiges Mittel zum Füllen, Verdicken und Strecken missbraucht wird, ist er nicht nur in Süßigkeiten, Gebäck und Eis enthalten, sondern auch in großen Mengen in sogenannten Kinderprodukten, Ketchup (30 Prozent Zucker!), Joghurt, Getränken und vielen anderen Speisen versteckt.

Auch für Fruchtzucker gibt es kein grünes Licht, steht er doch im hochgradigen Verdacht, Arteriosklerose zu fördern. Da scheint es regelrecht dramatisch, dass Fruchtzucker seit Langem in Diabetikerprodukten eingesetzt und sogar in Kinderlebensmitteln als besonders natürlich und gesund ausgelobt wird.

Schonende Zubereitungsarten

Backofen – für die ideale Temperaturkontrolle

Koch- und Backzeiten können von Herd zu Herd und von Ofen zu Ofen variieren. Deshalb ist es wichtig, den Koch- beziehungsweise Backvorgang zu beobachten und eventuell eine Garprobe

Wichtig zu wissen

Bei Ober- und Unterhitze den Ofen vorheizen, bei Heißluft nicht vorheizen. Die Temperatur für Ober- und Unterhitze ist jeweils 20 °C höher einzustellen als für Heißluft. Sofern nicht anders angegeben, immer die untere Einschubleiste wählen.

(etwa durch Anstechen mit einer Gabel) zu machen. Auch gibt es verschiedene Heißluftarten, die Einfluss auf die Backzeit nehmen.

Bratlinge

Selbst gemachte Bratlinge schmecken besonders gut, egal ob direkt aus dem Backofen, aufgebraten, eingefroren und aufgetaut, gegrillt oder einfach kalt aus der Hand mit etwas Senf dazu. Die

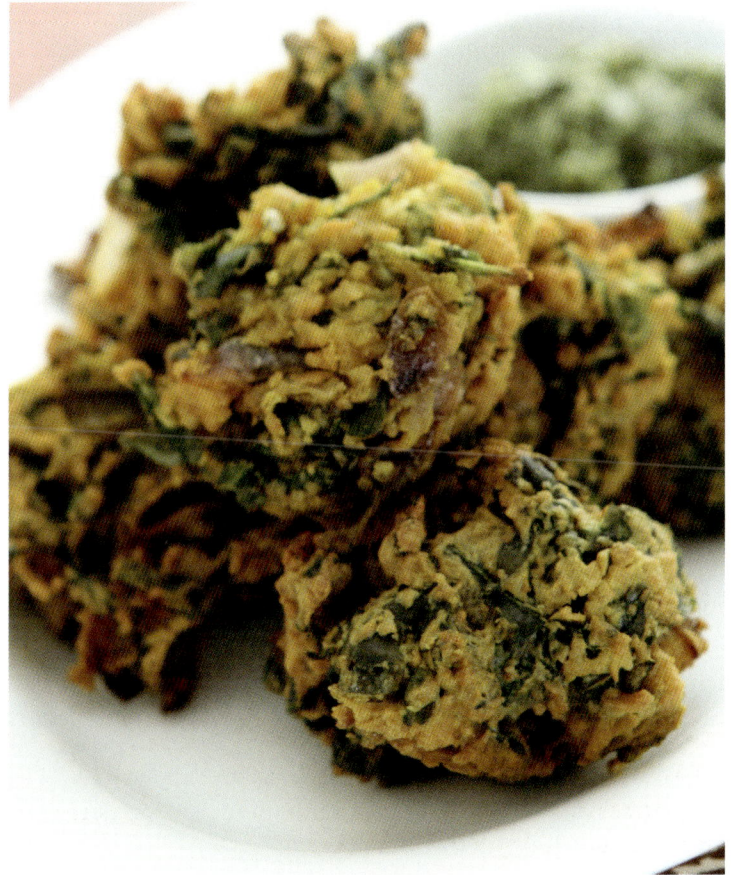

Getreidebratlinge sind gesund und lassen sich vielfältig variieren.

Herstellung ist viel unkomplizierter, als Sie denken: Aus verschiedenen Zutaten wird eine Bratlingmasse gerührt. Besonders einfach lässt sich diese Masse dann mit einem Eisportionierer mit Sichel portionieren (etwa von WMF, Durchmesser 5,5 cm). Sie können die Bratlinge aber auch mit nassen Händen formen. Durch das Backen erhalten die Bratlinge eine gute Oberflächenspannung, sie zerfallen nicht und müssen auch nicht gewendet werden – einfacher geht es nicht!

Dämpfen – Garen im Schongang

So machen Sie Dampf: In einen Topf mit nach innen schließendem Deckel das Gemüse beziehungsweise die Kartoffeln und ein wenig Wasser geben (Topf maximal zu einem Drittel mit Gargut gefüllt, auf 500 g Gemüse 100 ml Wasser geben). Im geschlossenen Topf aufkochen, bis etwas Dampf entweicht, dann sofort auf niedrige bis niedrigste Stufe schalten und gar dämpfen. Wenn Sie jetzt das Ohr in Topfnähe halten, sollten Sie ein leises Köcheln hören, ohne dass weiterer Dampf austritt. Auch Dampfgarbeutel für die Mikrowelle (von Toppits), Schnellkochtopf oder Dampfgarer sind natürlich sehr praktisch und können die Dämpfzeit deutlich verkürzen.

> **!**
>
> Garen im Dampf schont Vitamine und Umwelt, da weniger Hitze, Strom und Wasser verbraucht werden.

> **Wichtig zu wissen**
>
> Getreide, Reis und Pseudogetreide werden im geschlossenen Topf gedämpft. Nudeln und Risotto werden dagegen immer im offenen Topf gekocht. Auch einige Soßen möchten im offenen Topf vor sich hin köcheln. Bei der Bolognesesoße (siehe S. 126) können Sie beobachten, wie die zunächst blasse Farbe im offenen Topf beim Köcheln in eine appetitlich orangerote Farbe übergeht.

Fettarm lecker kochen

Es ist einfach, „fettreich lecker" zu kochen, viele Restaurants machen es uns vor. Dabei können doch alle Speisen ganz ohne Mehraufwand „fettarm lecker" zubereitet werden! Wenn Sie sich mit den Fettgehalten typischer Verfeinerungsprodukte vertraut machen, werden Sie ab sofort weniger oft ins Fettnäpfchen treten!

> **!**
> Fettarme Rezepte enthalten nicht mehr als 15 g Fett pro Person.

Fettgehalte (%) von Milch- und Dressingprodukten

MILCHPRODUKTE & CO		MAYONNAISEPRODUKTE & CO	
Mascarpone	~ 50	Pflanzenöl (1 EL = 10 g Fett)	100
Crème double	> 40	Delikatess-Mayonnaise	80
Crème Fraîche	24–40	Remoulade	80
Sahne	31	Vegane Mayonnaise (S. 184)	60
Schmand	24	Fertigdressing	< 25
Cremige Kokosmilch	21	Joghurt-Salatcreme	30
Sojasahne, Hafersahne	13–18	Vegane Salatcreme (S. 184)	17
Ricotta	13	Veganes Joghurtdressing	16
Saure Sahne	10	Halb Joghurt-Salatcreme, halb Joghurt 0,1 %	15
Kondensmilch	4–10	Miracel Whip Balance	11
Vollmilch, Vollmilchjoghurt	3,5	Miracel Whip Joghurt	5
Sojajoghurt	2,7	Miracel Whip so leicht	5
Fettarme Milch, Kefir	1,5	Senf	3
Hafer-, Soja-, Reisdrink	1,5	Tomatenmark	0,5
Fettarmer Joghurt	0,1–1,5	Tomatenketchup	0,5

Gemüse

Waschen Sie das Gemüse kurz unter fließendem Wasser ab, befreien Sie es von Stielen, welken Blättern und Kernen, schälen Sie es (sofern nötig) und entfernen Sie einen eventuell vorhandenen Strunk. Sandige Gemüse wie Porree sollten erst nach dem Zerkleinern in einem Sieb abgebraust werden. Pilze sollten lediglich mit einem Küchentuch oder Pinsel von grobem Schmutz befreit werden, da Wasser ihnen Geschmack und Aroma entzieht.

Kulturpilze dürfen ganz unbedenklich auch ein zweites Mal aufgewärmt werden.

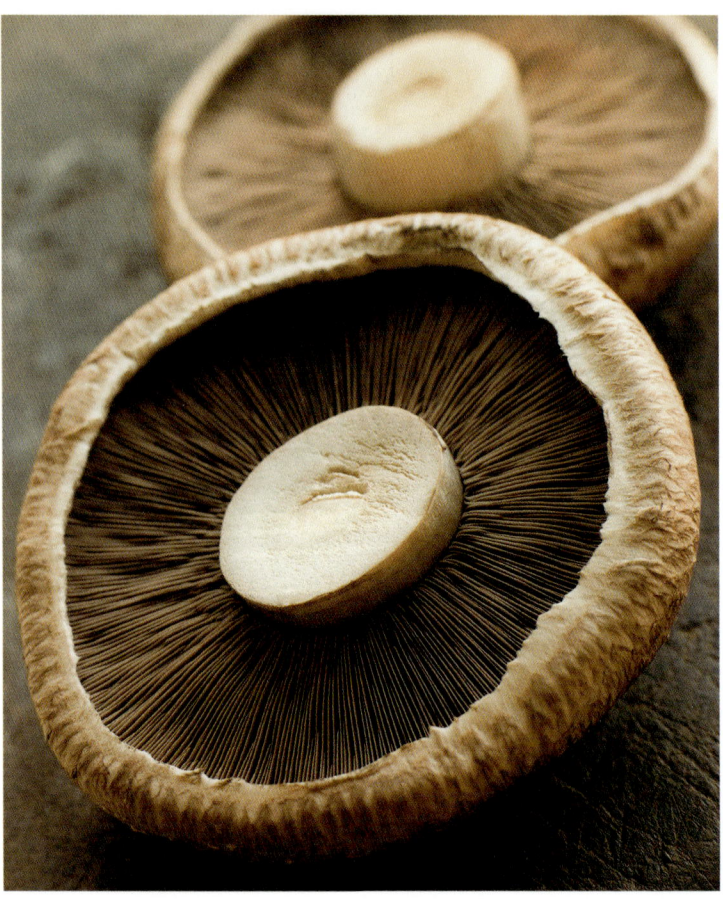

Vegetariertipp
Gewöhnen Sie sich an, mit der Saison zu gehen, das heißt, mediterrane Gerichte überwiegend in den Sommermonaten und deutsche Hausmannskost überwiegend in den Wintermonaten zuzubereiten. Das Gemüse ist dann weniger nitrathaltig, der Geschmack intensiver und der Geldbeutel wird geschont.

Kartoffeln

Die Vitamine und Mineralstoffe der Kartoffel befinden sich direkt unter ihrer Schale. Deshalb sind Pellkartoffeln, die ja sehr dünn gepellt werden können, besonders gesund. Auf keinen Fall sollten Kartoffeln gewässert werden, da hiermit Vitamine und Mineralien ausgespült werden und im Ausguss landen. Sie sollten Kartoffeln nur dämpfen, denn auch das Kochwasser entzieht Mikronährstoffe. Kartoffeln für Püree dagegen vertragen Kochwasser, denn sie lassen sich dann direkt darin stampfen.

Wichtig zu wissen
Grüne Stellen in Kartoffeln und Tomaten sollten entfernt werden, da sie den giftigen Pflanzenstoff Solanin enthalten. Zwar ist der Solaningehalt reifer Tomaten sehr gering, doch macht es auch nicht viel Mühe, die Stielansatzstelle zu entfernen, insbesondere wenn Kinder mitessen.

Kräuter

Frische wie auch TK-Kräuter sollten immer erst direkt vor dem Servieren in das Gericht gegeben werden, da sie nur so ihr Optimum an Vitaminen behalten. Getrocknete Kräuter werden mitgekocht, da sie erst hierbei ihr Aroma entfalten.

Grillen mit Fantasie

Vorgebackene Bratlinge oder Cevapcici kann man mit Öl einpinseln und grillen. Sehr gut schmecken auch eingeölte Auberginen- oder Brotscheiben vom Rost. Grillspieße bereiten Sie zu, indem Sie nach Wahl Kirschtomaten, Champignons, Würfel von Zucchini, Feta, Tofu und vorgedämpften Kartoffeln in einer Olivenöl-Knoblauch-Kräutermischung marinieren und dann aufspießen. In Aluminiumfolie eingewickelt werden Kartoffeln oder vorgebackene gefüllte Paprika (gefüllt etwa mit Tomatenreis, Steinpilzrisotto) zu einer Grillüberraschung. Servieren Sie zum Grillen leckere Dips, Pesto, Salate und Mariniertes wie Marinierte Pilze (S. 172) oder Gemüse mit Balsamico (S. 178).

Nudeln

Im geschlossenen Topf Wasser aufkochen (für 500 g mindestens 2,5 l), die Nudeln hineingeben, mit einem Holzlöffel umrühren und im offenen Topf so lange kochen lassen, bis sie al dente (bissfest) sind. Die Kochzeitangaben auf der Packung sind dafür ein guter Anhaltspunkt. Dann die Nudeln in ein Nudelsieb schütten und sofort servieren. Siehe auch Abschnitt „Salzen mit Bedacht".

Pseudogetreide

!

Auf das immer wieder empfohlene Abspülen von Hirse und Co vor dem Garen können Sie getrost verzichten.

Die Methode der Wahl ist Dämpfen. Es ist wichtig, dass Sie einen Topf wählen, in dem Flüssigkeit und das rohe Gargut maximal ein Viertel des Topfvolumens beanspruchen, denn Dampf braucht Platz, um Druck und Spannung aufbauen und halten zu können. Kochen Sie die Flüssigkeit (das Zweieinhalb- bis Dreifache der Gargutmenge) im geschlossenen Topf auf, geben Sie das Pseudogetreide zu und köcheln es im geschlossenen Topf auf kleiner Stufe, bis es die gesamte Flüssigkeit aufgenommen hat und ausgequollen ist. Ist der Topf zu klein, entweicht viel Wasserdampf, sodass noch Wasser nachgegeben werden muss.

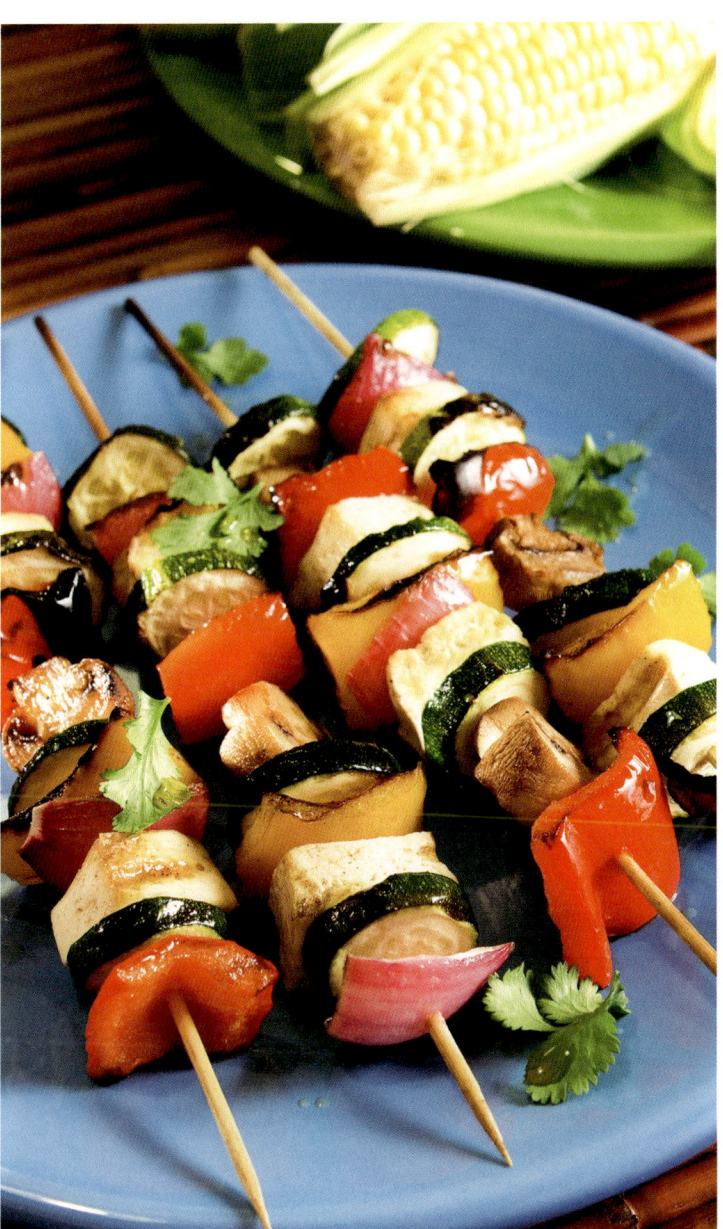

Auch in der Grill-
saison muss man als
Vegetarier nicht auf
Genuss verzichten.

Reis schonend zubereiten

Wenn Sie nur so viel Wasser verwenden, wie der Reis wirklich aufnehmen kann, müssen Sie kein Kochwasser verwerfen, in das der Reis beim Kochen Nährstoffe wie Mineralien abgegeben hat. Das Wasser wird im geschlossenen Topf aufgekocht und der Reis hineingegeben, dabei soll der Topf groß genug sein, damit der Dampf Platz für Druck und Spannung hat. Im geschlossenen Topf wird auf niedriger Stufe leise geköchelt (gedämpft). Falls zu viel Wasserdampf entweicht, fügt man noch ein wenig Wasser hinzu. Siehe auch Abschnitt „Salzen mit Bedacht".

Die Tabelle gibt Anhaltspunkte für die Dämpfzeit. Da Sie je nach Marke sehr verschieden sein kann, sollten Sie jedoch auch die jeweilige Packungsanweisung beachten.

Dämpfzeiten von Reis

	1 PORTION	**2 PORTIONEN**	**3 PORTIONEN**	**4 PORTIONEN**	**DÄMPFZEIT**
Topf-größe	2,5 l	2,5 l	5 l	5 l	
Weißer Reis	80 g Reis 160 ml Wasser	160 g Reis 320 ml Wasser	240 g Reis 480 ml Wasser	320 g Reis 640 ml Wasser	~ 10 Minuten
Natur-reis	60 g Reis 180 ml Wasser	120 g Reis 360 ml Wasser	180 g Reis 540 ml Wasser	240 g Reis 720 ml Wasser	~ 30 Minuten

Röstaromen – natürliche Geschmacksverstärker

Viele Rezepte beginnen mit dem Anschwitzen von Gemüse, da dieser Vorgang intensive Aromastoffe freisetzt. Schwitzen Sie Zwiebel beziehungsweise Gemüse immer gemeinsam mit dem Fett an, sodass sich die Hitze besser verteilt (Olivenöl wie Rapsöl dürfen nur unterhalb des Rauchpunktes erhitzt werden, also bis 170–180 °C). Zwiebeln brät man zum Bräunen oder Rösten in Margarine oder Kokosfett an, da diese Fette eine höhere Temperatur vertragen als Olivenöl oder Rapsöl.

!

Bleiben Sie in der Nähe und passen Sie gut auf, dass Ihr Röstgut nicht verbrennt!

Nüsse oder Ölsamen breitet man zum Rösten auf einem mit Backpapier ausgelegten Backblech aus und lässt sie bei höchster Temperatur im Backofen, bis sie leicht gebräunt aussehen. Kleinere Mengen lassen sich (ohne Fettzugabe) in einer Pfanne rösten.

Salzen mit Bedacht

Eine tägliche Aufnahme von 5 g Kochsalz (NaCl) ist ausreichend und sollte möglichst nicht überschritten werden. In der Regel nehmen wir aber fast das Dreifache dieser Menge zu uns, bedingt durch Übersalzen beim Kochen, Nachsalzen am Tisch, Konserven, Fertiggerichte, Wurst, Käse, Brot (handelsübliches Brot enthält rund 3 Prozent Salz). Kochen beziehungsweise dämpfen Sie Nudeln, Kartoffeln und Reis ohne Salz und verbannen Sie den Salzstreuer vom Tisch – den Rest erledigen Soße, Ragout oder Gemüsebeilage, denn schließlich essen Sie Nudeln, Kartoffeln und Reis ja nicht solo. Auch wenn Sie Ihr tägliches Brot selbst backen, können Sie eine Menge Salz einsparen. Das Sauerteigbrot (siehe S. 95) hat einen Salzgehalt von nur 1 Prozent.

!

Zu viel Kochsalz kann die Entstehung von Bluthochdruck begünstigen, da das im Salz enthaltene Natrium Wasser bindet und in den Blutgefäßen zurückhält.

Vegetarierinfo
Auch Vegetarier sollten Salz nur sparsam einsetzen. Bitte verwenden Sie in den Rezepten jeden Teelöffel Salz nur gestrichen voll!

Und nun viel Erfolg in Ihrem privaten vegetarischen Kochstudio! Sie werden sehen: Probieren geht über Studieren!

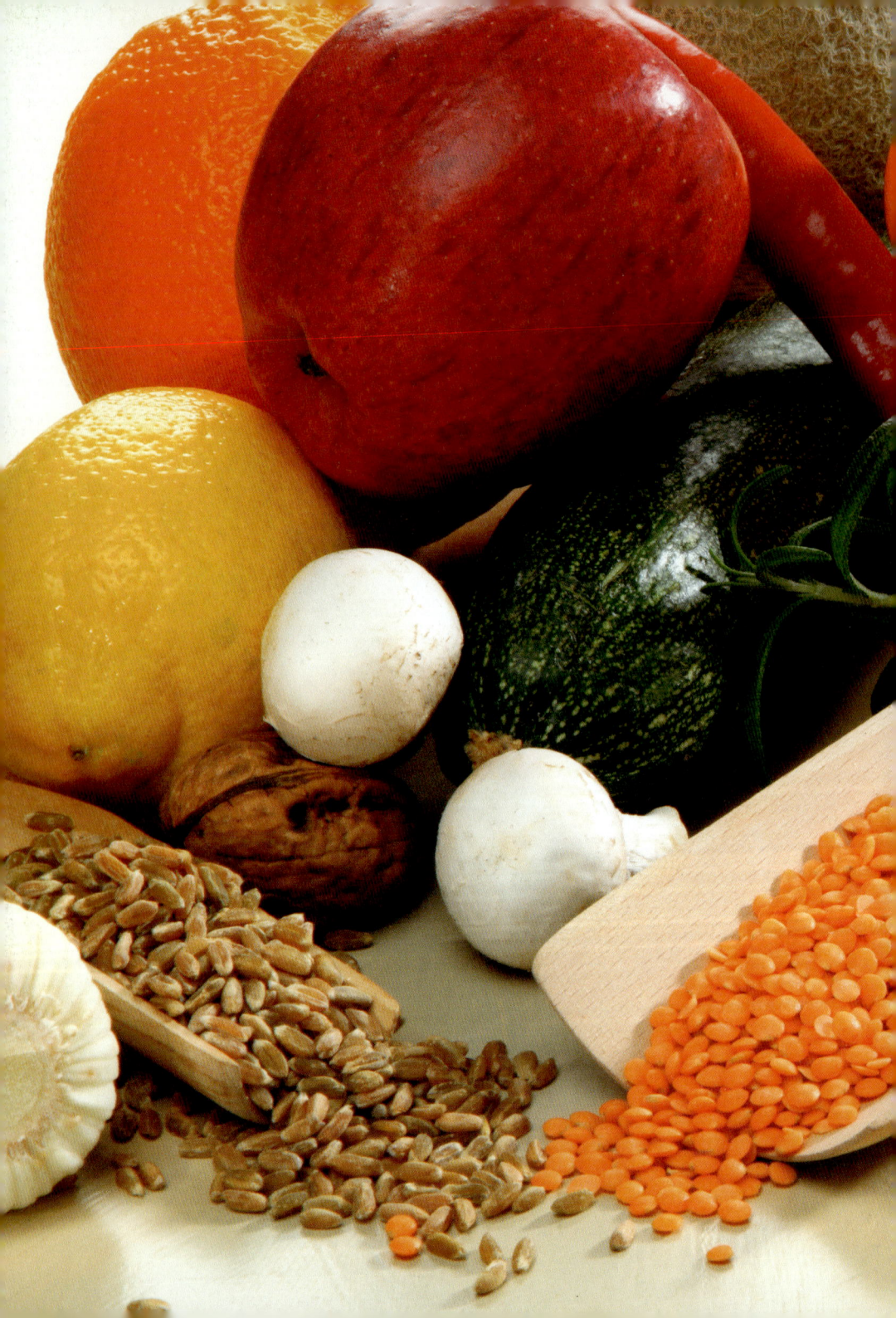

DIE REZEPTE – LECKERES AUS IHREM PRIVATEN VEGETARISCHEN KOCHSTUDIO

Sie wissen jetzt, warum Vegetarisches so gesund ist und worauf Sie beim Zubereiten und Kochen achten sollten. Dann gehen Sie jetzt zum leckeren Teil über: Kochen Sie sich querbeet durch die folgenden Rezepte, lassen Sie sich von ungewohnten Kompositionen überraschen und sehen Sie in Ihrer eigenen Küche, wie einfach es ist, aus gesunden Zutaten die köstlichsten Gerichte zu zaubern. Wetten, dass da auch der hartgesottenste Fleischesser schwach wird?

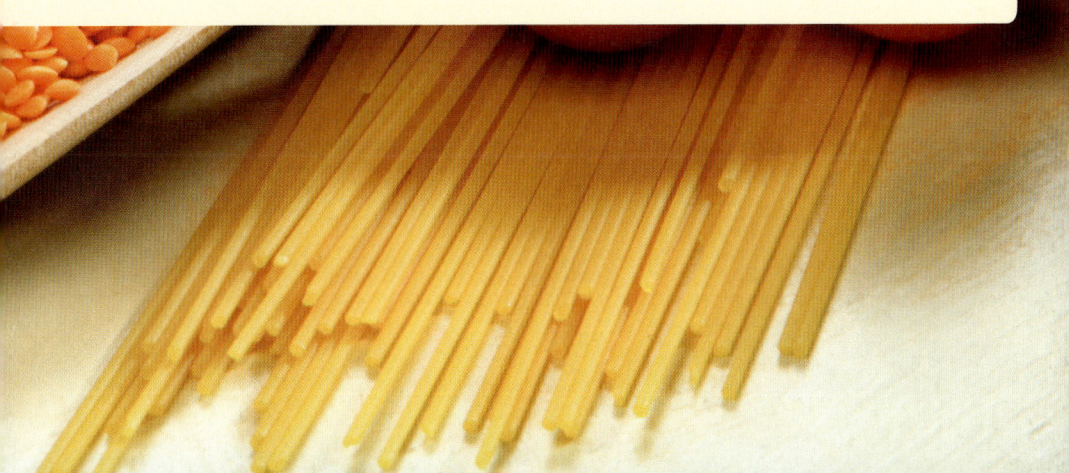

BROT UND ZEREALIEN – KORN FÜR KORN EIN GENUSS

Beim europäischen Frühstück und Abendessen sind in der Regel Brot und Zerealien mit von der Partie. **Vollkornbrot** muss nicht grob, körnig oder hart sein, es kann auch aus fein gemahlenem Mehl bestehen und einen sehr milden Biss haben. In diesem Kapitel lernen Sie, Ihr täglich Brot selbst zu backen, und damit Sie es auch lecker bestreichen können, finden Sie zusätzlich eine kleine Auswahl an Aufstrichen. Besonders zu Brötchen passt der Tofu-Gemüse-Aufstrich im Kapitel „Sojabohne". Auch fertige vegetarische Aufstriche können sehr lecker sein.

Mit dem Begriff **Zerealien** (von Ceres, der römischen Ackerbaugöttin) werden Flocken, Ölsamen und Körner umschrieben, die in Frühstücksprodukten oder Snacks vorkommen und meist direkt verzehrt werden und in Müsli, Joghurt, Cornflakes oder Müsliriegeln daherkommen. Sie sind sehr gesund, sofern sie aus dem vollen Korn sind und ihnen möglichst wenig Fett und Zucker zugesetzt wurde. Wenn Sie Ihr **Müsli** selbst mischen, müssen Sie keine Zutatenlisten studieren.

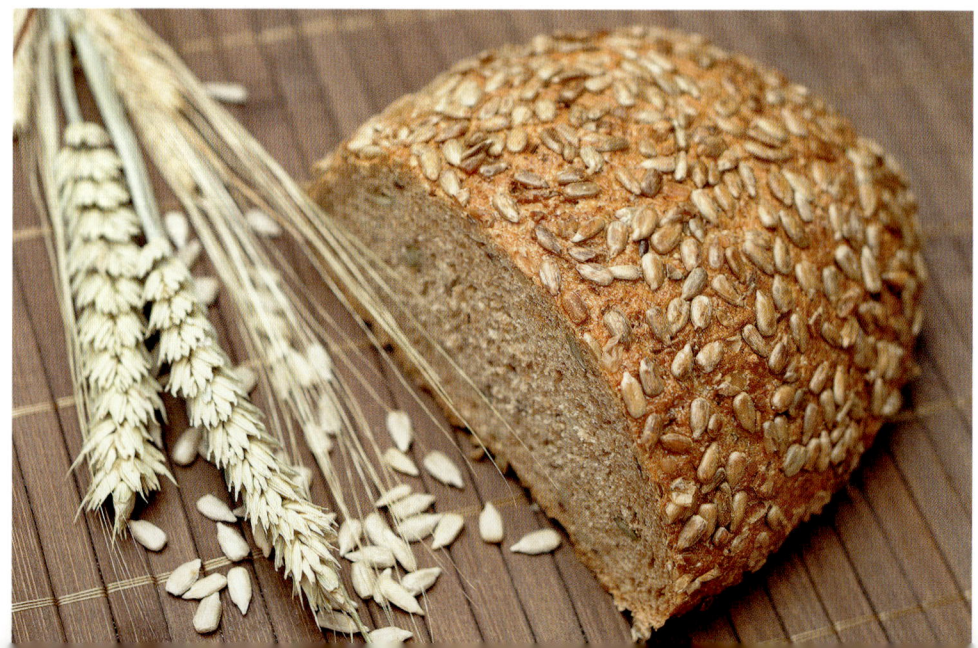

Flockenshake

ein Powermix nicht nur für kleine Vegetarier
einfach, fettarm

Zubereitungszeit: 5 Minuten	
Ein Glas enthält:	
116 kcal	1 g Ballaststoffe
6 g Eiweiß	1,1 mg Eisen
2 g Fett	1 mg Zink
20 g Kohlenhydrate	

Zutaten für 1 Glas

100 ml Milch, 1,5 % Fett, oder Buttermilch

100 ml Orangensaft oder Multivitaminsaft

2 EL Schmelzflocken (Hafer oder Hirse)

Zubereitung

Die Zutaten in einen Mixbecher geben und gut verschütteln. Alternativ mit einem kleinen Tassenschneebesen verschlagen.

Brot mit Rübensirup

für kleine Vegetarier ab etwa 1 Jahr
einfach, fettarm

Zubereitungszeit: 5 Minuten	
Eine Schnitte enthält:	
179 kcal	4 g Ballaststoffe
4 g Eiweiß	4 mg Eisen
5 g Fett	1 mg Zink
28 g Kohlenhydrate	

Zutaten für 1 Schnitte

1 Scheibe Vollkornbrot mit

Sonnenblumenkernen

1 TL Margarine

1 TL Zuckerrübensirup (15 g)

Zubereitung

Das Brot mit der Margarine und dann mit dem Sirup bestreichen.

TIPP UND HINWEIS

Vitamin C verbessert die Aufnahme von Eisen und Zink – lassen Sie Ihr Kind deshalb 100 ml Saftschorle (¼ Saft, ¾ Wasser) zum Brot trinken.
Zuckerrübensirup finden Sie im gelben Kultbecher im Marmeladenregal.

Basismüsli

einfach, schnell

Zubereitungszeit: 5 Minuten	
Eine Portion (50 g) enthält:	
147 kcal	2 g Ballaststoffe
5 g Eiweiß	2 mg Eisen
10 g Fett	1,5 mg Zink
25 g Kohlenhydrate	

Zutaten für 1 kg

600 g zarte Haferflocken

100 g kernige Haferflocken

100 g Buchweizen

100 g Sonnenblumenkerne

100 g Sesam

Zubereitung

Die Zutaten in einer Rührschüssel mischen und in eine Vorratsdose füllen.

TIPP

Kreieren Sie wahlweise mit Hafermilch, Milch, Joghurt, Dickmilch, Nüssen, Obst, Trockenobst und eventuell etwas Honig Ihr persönliches Lieblingsmüsli.

Schokomüsli

die Extraportion Eisen und Zink für kleine Vegetarier

einfach, fettmoderat

Zubereitungszeit: 15 Minuten	
Eine Portion enthält:	
322 kcal	2 g Ballaststoffe
15 g Eiweiß	3,7 mg Eisen
13 g Fett	2,8 mg Zink
25 g Kohlenhydrate	

Zutaten für 1 Portion

6 EL Basismüsli (50 g)

3 TL Basiskakao (siehe Tipp)

200 ml Milch, 1,5 % Fett

1 TL Honig

Zubereitung

1   Müsli und Kakao mischen und gut verrühren.

2   Die Milch und den Honig unterrühren und 10 Minuten quellen lassen.

TIPP UND HINWEIS

Basiskakao können Sie ganz leicht selbst herstellen: 200 g schwach entöltes Kakaopulver, 100 g braunen Zucker und einen ¾ TL Zimt gut verrühren und in eine Vorratsdose füllen. Eine Portion dieses Kakaos enthält 10 g weniger Zucker als eine industrielle Fertigmischung.

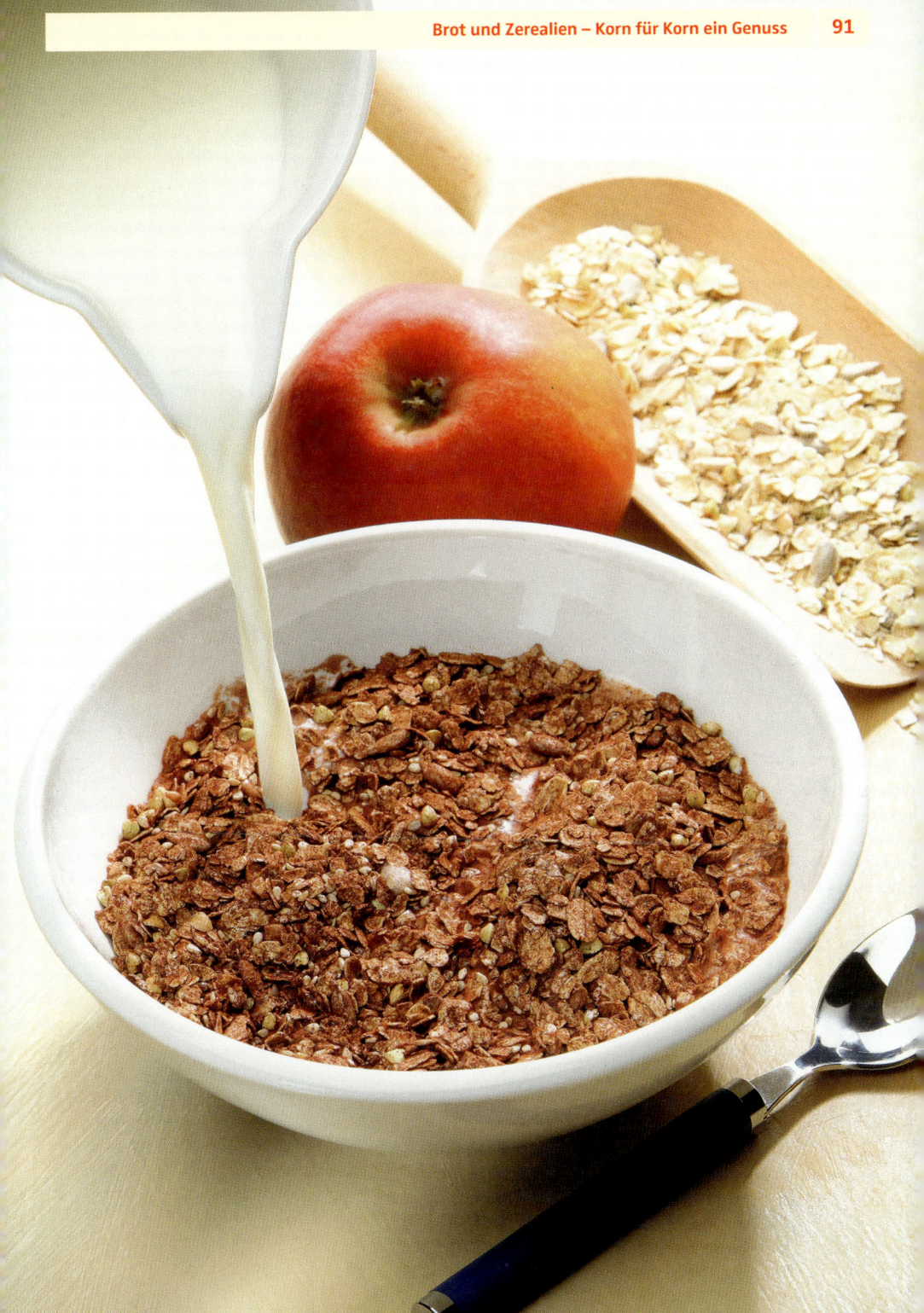

Vollkorntoast
mit Tomatenbutter

einfach, fettarm

Zubereitungszeit: 10 Minuten	
1 Toastscheibe mit 1 TL Tomatenbutter enthält:	
116 kcal	16 g Kohlenhydrate
3 g Eiweiß	3 g Ballaststoffe
4 g Fett	

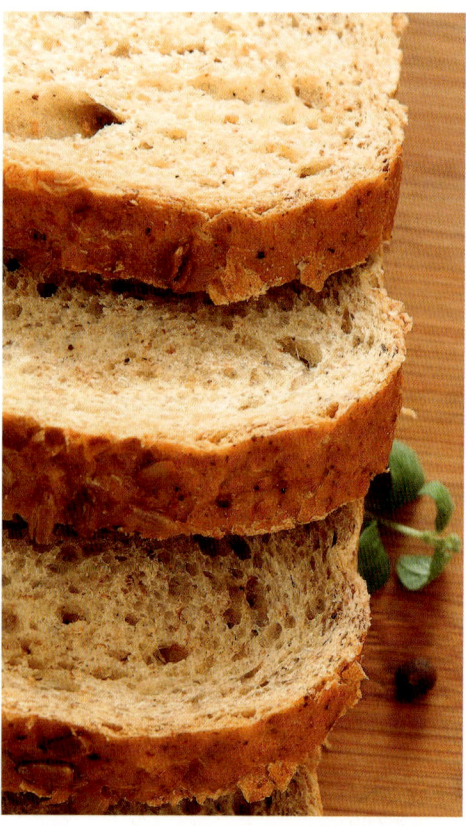

Zutaten für 250 g Tomatenbutter

150 g sehr weiche Butter (vegan: Margarine)

1 kleine Zwiebel (klein gewürfelt)

2 gehäufte EL Tomatenmark

(50 g, oder Ketchup)

¾ TL getrocknete Kräuter der Provence

Toastbrot

Pro Person mindestens 2 große Scheiben

Vollkorntoast („American Sandwich")

Zubereitung

1 Alle Zutaten mit einer Gabel oder einem Pürierstab sehr gut vermengen.

2 Jede Toastscheibe mit je 1 TL Tomatenbutter bestreichen.

HINWEIS

Sogenannter Vollkorntoast enthält nur einen kleineren Teil Vollkorn und kann deshalb das tägliche Vollkornbrot nicht ersetzen.

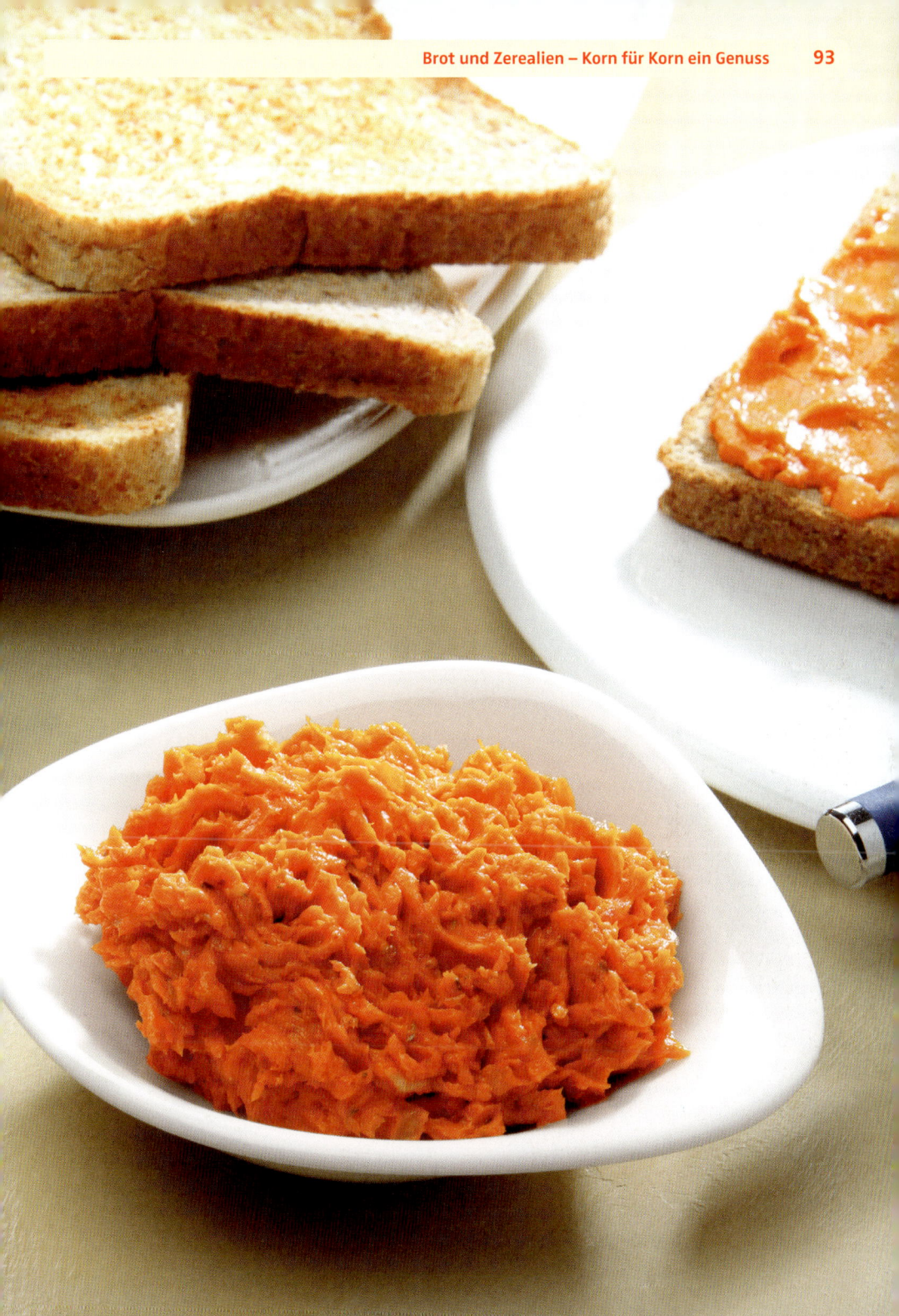

Grünkernaufstrich

einfach, fettmoderat

Zubereitungszeit: 45 Minuten

100 g enthalten:

238 kcal	13 g Kohlenhydrate
3 g Eiweiß	2 g Ballaststoffe
19 g Fett	

Zutaten für 500 g

1 rote Zwiebel (klein gewürfelt)

1 Knoblauchzehe (zerdrückt)

1 EL Margarine

200 ml Gemüsebrühe

100 g feiner Grünkernschrot

1 TL getrockneter Majoran

1 TL getrockneter Thymian

½ TL Salz

¼ TL schwarzer Pfeffer

100 g Margarine

1 TL Senf

Zubereitung

1 Zwiebel und Knoblauch in 1 EL Margarine anschwitzen, mit der Brühe ablöschen und aufkochen.

2 Die Zutaten bis einschließlich Pfeffer unterrühren und den Grünkern im geschlossenen Topf ohne weitere Hitze ausquellen lassen, dabei ab und zu umrühren. 100 g Margarine und Senf unterrühren.

3 Alles abkühlen lassen, in ein Schraubglas füllen und im Kühlschrank aufbewahren.

TIPP

Der Aufstrich lässt sich auch portionsweise einfrieren.

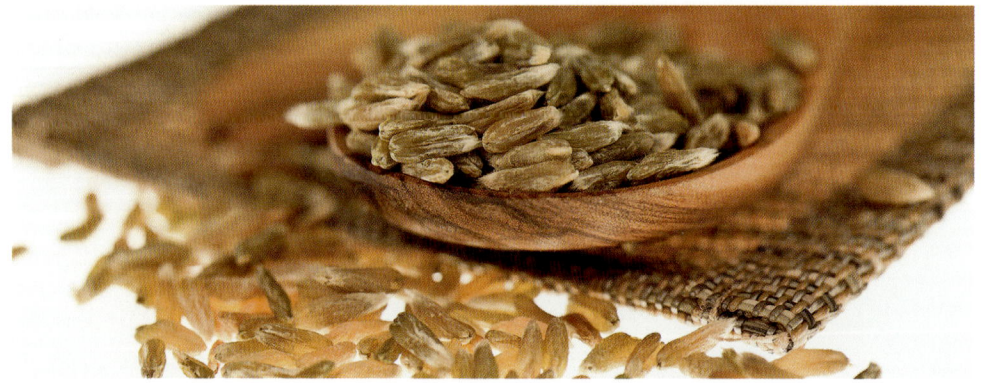

Sauerteigbrot

Der Sauerteig wird einmal angesetzt (Sauerteigansatz) und danach nur noch vermehrt (Sauerteigvermehrung); vor jedem Backvorgang wird ein Teil des Sauerteiges für die nächste Teigvermehrung aufgehoben (Sauerteigreserve). Wenn Sie das Prinzip der Sauerteigherstellung und -vermehrung einmal verstanden haben, wird auch Ihnen das Backen ganz leicht von der Hand gehen! Im Übrigen wissen Sie dann genau, was in Ihrem Brot drin ist.

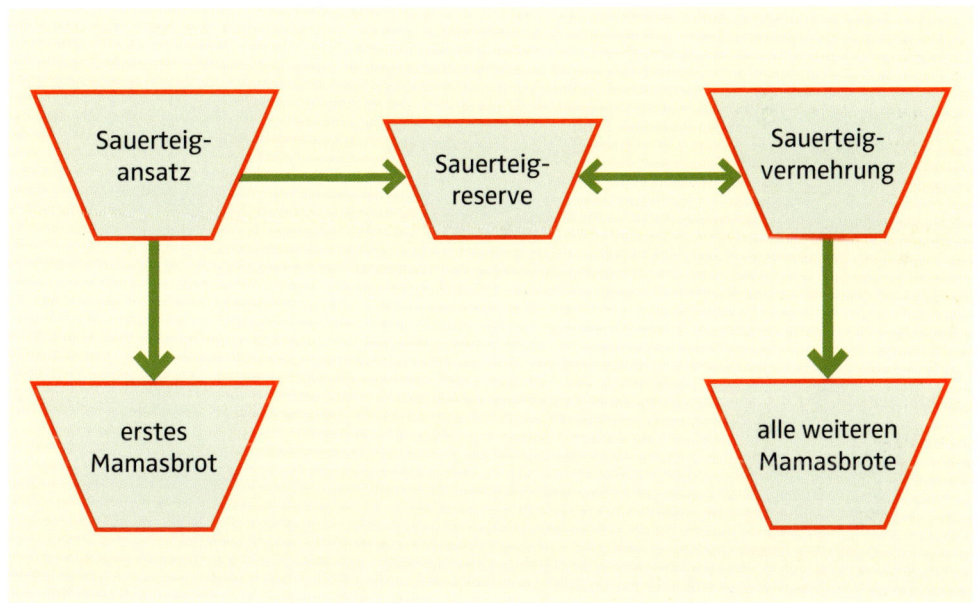

Sauerteigansatz

Zutaten

1 P. Trockenhefe

400 g Roggenvollkornmehl

2 EL Joghurt (vegan: Sojajoghurt)

Zubereitung

1   Hefe und Mehl mit 400 ml lauwarmem Wasser in einer Rührschüssel gut verrühren, mit einem Teller abdecken und 20–24 Stunden bei Raumtemperatur stehen lassen; der Teig soll dann sein Volumen in etwa verdoppelt haben und säuerlich riechen.

2   Von diesem Sauerteig 200–250 g in ein Schraubglas abfüllen und als Sauerteigreserve in den Kühlschrank stellen (bis 2 Wochen haltbar).

3   Vom Rest des Sauerteigansatzes das erste Mamasbrot backen (siehe Rezept S. 97).

> **HINWEIS**
>
> Der Sauerteigansatz gelingt erfahrungsgemäß mit Hefe am zuverlässigsten. Bei anderen Rezepturen können Essigsäure- oder Fäulnisbakterien überhandnehmen und den Sauerteig verderben.

Sauerteigvermehrung

Zutaten

200–250 g Sauerteigreserve

400 g Roggenvollkornmehl (oder feiner Roggenschrot)

Zubereitung

1   Die Zutaten mit 500 ml lauwarmem Wasser in einer Rührschüssel gut verrühren, mit einem Teller abdecken und 8–12 Stunden bei eingeschalteter Backofenleuchte (25 Watt für die Wärme von 25–30 °C) im Backofen stehen lassen.

2   Von dieser Sauerteigvermehrung 200–250 g als Sauerteigreserve in ein Schraubglas abfüllen und im Kühlschrank aufbewahren.

3   Vom Rest der Sauerteigvermehrung das Mamasbrot backen.

> **HINWEIS**
>
> Der Sauerteig wird immer besser, je öfter man ihn aus der Sauerteigreserve vermehrt.

Mamasbrot
aufwendiger, fettarm

Fertig nach 6 Stunden

Eine Scheibe enthält:

118 kcal	4 g Ballaststoffe
4 g Eiweiß	1,5 mg Eisen
2 g Fett	10 µg Jod
22 g Kohlenhydrate	1 mg Zink

Zutaten für ein Brot von 2 kg (circa 36 Scheiben)

Sauerteig (aus Sauerteigansatz beziehungsweise Sauerteigvermehrung)

½ P. Frischhefe (21 g)

400 g Weizenvollkornmehl

300 g Weizenmehl Type 405

3 gestrichene TL Jodsalz (15 g)

3 Handvoll Ölsamen nach Wahl (Sonnenblumenkerne, Sesam, Leinsamen, gehackte Nüsse)

2-kg-Brotbackform (säurefest, Bezugsquelle S. 185)

1 TL Biskin oder Palmin zum Einfetten

Zubereitung

1 Die Hefe über den Sauerteig bröseln, 500–600 ml lauwarmes Wasser zugeben und gut verrühren.

2 Die übrigen Zutaten zufügen, zunächst vorsichtig und dann zunehmend kräftig rühren, falls nötig noch etwas Wasser zugeben).

3 Den Teig in die gefettete Backform füllen, auf die untere Einschubleiste stellen, 50 °C Ober- und Unterhitze einstellen und den Teig so lange gehen lassen, bis er 2–3 Fingerbreit unterhalb der Oberkante steht (circa 15–50 Minuten, abhängig von der Sauerteigqualität). Lassen Sie den Teig nicht höher aufgehen, sonst wird das Brot zu locker und bröselig.

4 Die Form weiter im Ofen lassen, die Hitze auf 200 °C stellen und das Brot dann 60 Minuten backen (inkl. Aufheizzeit).

5 Die Form aus dem Ofen nehmen, rund 15 Minuten abkühlen lassen. Dann die Seiten mit einem Messer lösen, das Brot auf ein Gitter stürzen, umdrehen und mehrere Stunden (oder über Nacht) auskühlen lassen. ▶▶

Wichtig zu wissen

Die Frischhefe kann durch 1 Tütchen Trockenhefe ersetzt werden. Die Trockenhefe zunächst 15 Minuten in lauwarmem Wasser gehen lassen. Nehmen Sie hierfür das Wasser, das Sie sowieso zugeben. Das geschnittene Brot lässt sich gut einfrieren. Lassen Sie die Brotscheiben zum Auftauen in der verschlossenen Gefriertüte, damit sie die verlorene Feuchtigkeit wieder ganz aufnehmen können. Sie können das Mamasbrot auch ohne Hefe backen: Decken Sie die Brotbackform mit Klarsichtfolie ab und lassen Sie sie bei eingeschalteter Backofenleuchte so lange im Backofen stehen, bis der Teig 2 cm unterhalb der Oberkante steht (das dauert nun aufgrund der fehlenden Hefe mindestens 1 Stunde). Die Folie vor dem Backen abnehmen.

VOLLKORN-ANTEIL	WEIZENVOLL-KORNMEHL	WEIZENMEHL TYPE 405
60 %	200 g	500 g
65 %	300 g	400 g
70 %	400 g	300 g
80 %	500 g	200 g
90 %	600 g	100 g
100 %	700 g	0 g

FEHLERQUELLEN

Brot geht schlecht auf: bei der nächsten Sauerteigvermehrung 2 EL Joghurt zugeben und/oder feiner gemahlenes Mehl verwenden
Brot zu locker: den Teig in der Form weniger hoch aufgehen lassen
Brot zu feucht: weniger Wasser nehmen oder länger auskühlen lassen
Brot schmeckt nicht: Salz vergessen?

Variationen

Den Vollkornanteil Ihres Brotes können Sie variieren, indem Sie die Mehlanteile im Mamasbrot-Rezept ändern:

Auch andere Mehle können nach Wunsch und in verschiedenen Kombinationen (zusammen immer 700 g) eingesetzt werden, etwa Weizenmehl Type 550 oder Weizenmehl Type 1050 oder Dinkelvollkornmehl.

Roggenmischbrot: Nehmen Sie für das Mamasbrotrezept 400 g Roggenvollkornmehl oder Roggenmehl Type 1150 und 300 g Weizenmehl Type 405; der Roggenanteil sollte nicht weiter erhöht werden, da das Brot dann unzureichend aufgeht und auch schwerer bekömmlich ist.

Mühlenbrot: Nehmen Sie für das Mamasbrotrezept Sauerteig, ½ P. Frischhefe, 600 ml Wasser, 1 EL Zuckerrübensirup, 3 TL Salz, 1 gestrichenen TL gemahlenen Kümmel, 400 g feinen Dinkelschrot und 300 g feinen Roggenschrot.

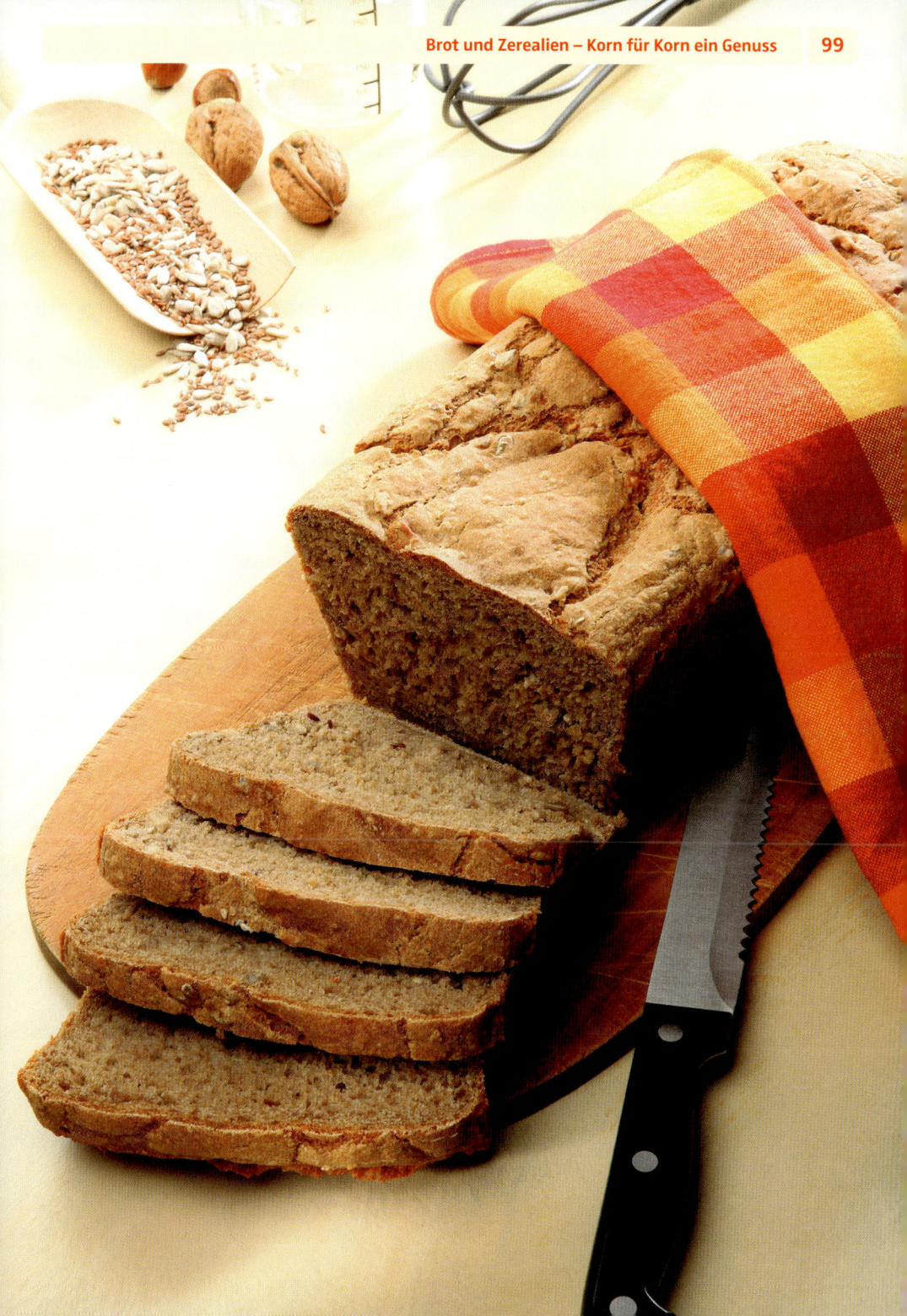

GETREIDE – WIE FRÜHER AUS TOPF UND OFEN

Zu unseren wichtigsten Getreiden gehören Reis, Weizen, Mais, Hirse, Roggen, Hafer und Gerste. Früher war es in Europa üblich, täglich etwa 500 g Getreide (meistens Gerste) zu essen, lange Zeit überwiegend als Fladen und als Brei, immer natürlich aus dem vollen Korn, später auch als Eintopf in Kombination mit Gemüse. Tun Sie Ihrer Gesundheit einen besonderen Gefallen und wählen auch Sie ab und zu eine warme Getreidemahlzeit, so wie es bei unseren Vorfahren gang und gäbe war. Und Sie werden sehen: Auch gekocht ist Getreide ein Genuss!

Wussten Sie schon, dass ...
- die Viehwirtschaft 20 Prozent des weltweiten Wasserbedarfs benötigt?
- die Tierhaltung für 20 Prozent der Treibhausgase verantwortlich ist?
- etwa 7–10 kg Getreide an ein Schwein oder Rind verfüttert werden müssen, um nur 1 kg Fleisch zu gewinnen?

Was für eine Verschwendung! Ist es da nicht sinnvoller, wenn wir das Getreide gleich selbst essen?

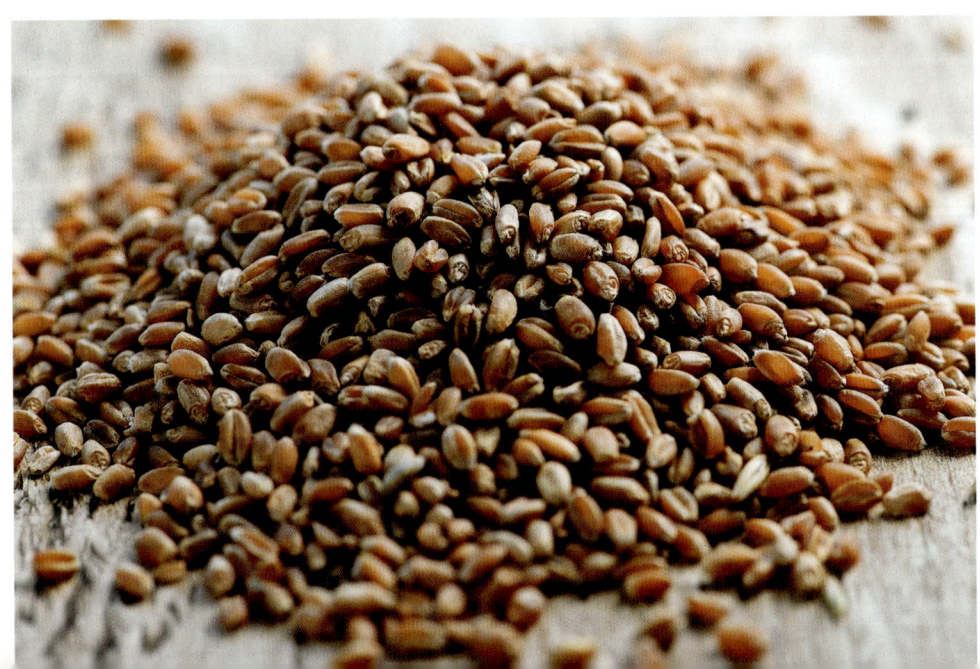

Chili con Kerne

aufwendiger, fettarm

Zubereitungszeit: 45 Minuten	
Eine Portion enthält:	
193 kcal	23 g Kohlenhydrate
7 g Eiweiß	7 g Ballaststoffe
7 g Fett	

Zutaten für 8 Portionen

4 EL Olivenöl

200 g Zwiebeln (klein gewürfelt)

1 grüne Paprika (klein gewürfelt)

100 g Grünkernschrot

1 große Dose Tomaten (800 g, zerkleinert, mit dem Saft)

6 TL Gemüsebrühpulver

4 TL Paprikapulver edelsüß

4 TL Chilipulver

2 TL Paprikapulver scharf

½ TL Cayennepfeffer

1 P. Jägersoßenpulver

500 g Kidneybohnen (aus der Dose, abgebraust)

1 Glas gewürfelte Möhren (abgetropft, 425 g)

25 g TK-Petersilie

Zubereitung

1 Zwiebeln, Paprika und Schrot im Öl anschwitzen. 1,25 l Wasser und die Zutaten von Tomaten bis einschließlich Cayennepfeffer zugeben und 20 Minuten im geschlossenen Topf köcheln.

2 Die restlichen Zutaten unterrühren und noch einmal kurz durchköcheln.

TIPPS

Dazu schmeckt warmes Baguette mit Kräuterbutter.
Vor dem Servieren 200 g Schmand (vegan: Sojasahne) unterrühren (mit Schmand 15 g Fett pro Person, mit Sojasahne 13 g Fett pro Person).

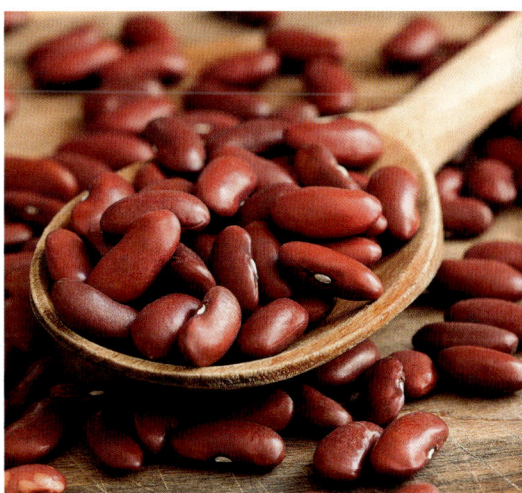

Grünkerntopf
einfach, fettarm

Zubereitungszeit: 60 Minuten

Eine Portion enthält:

193 kcal	29 g Kohlenhydrate
6 g Eiweiß	5 g Ballaststoffe
5 g Fett	

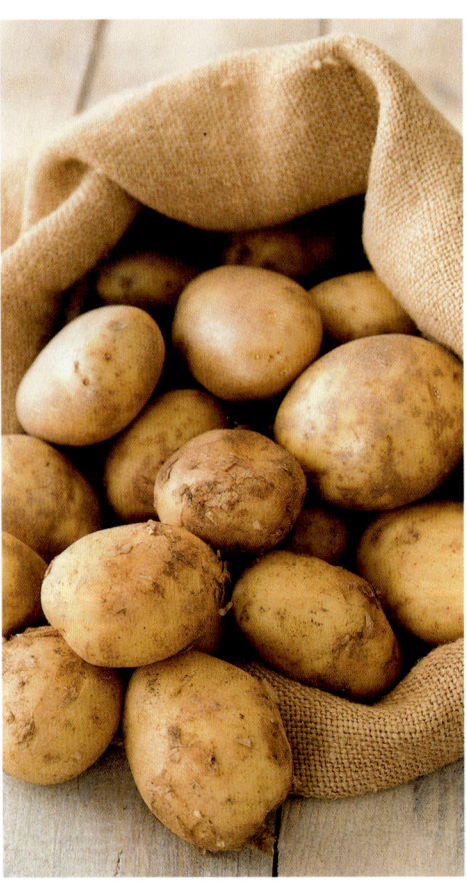

Zutaten für 4 Portionen

1 EL Margarine (15 g)

2 Zwiebeln (klein gewürfelt)

300 g Kartoffeln (gewürfelt)

1 l Gemüsebrühe

100 g Grünkernschrot

1 Lorbeerblatt

25 g TK-Petersilie

Zubereitung

1 Zwiebeln und Kartoffeln in der Margarine anschwitzen. Brühe, Schrot und Lorbeerblatt zugeben und 30–40 Minuten im geschlossenen Topf köcheln.

2 Vor dem Servieren die Petersilie unterrühren.

Variation

Alternativ können Sie Grünkernschrot durch Gersten- oder Haferschrot ersetzen.

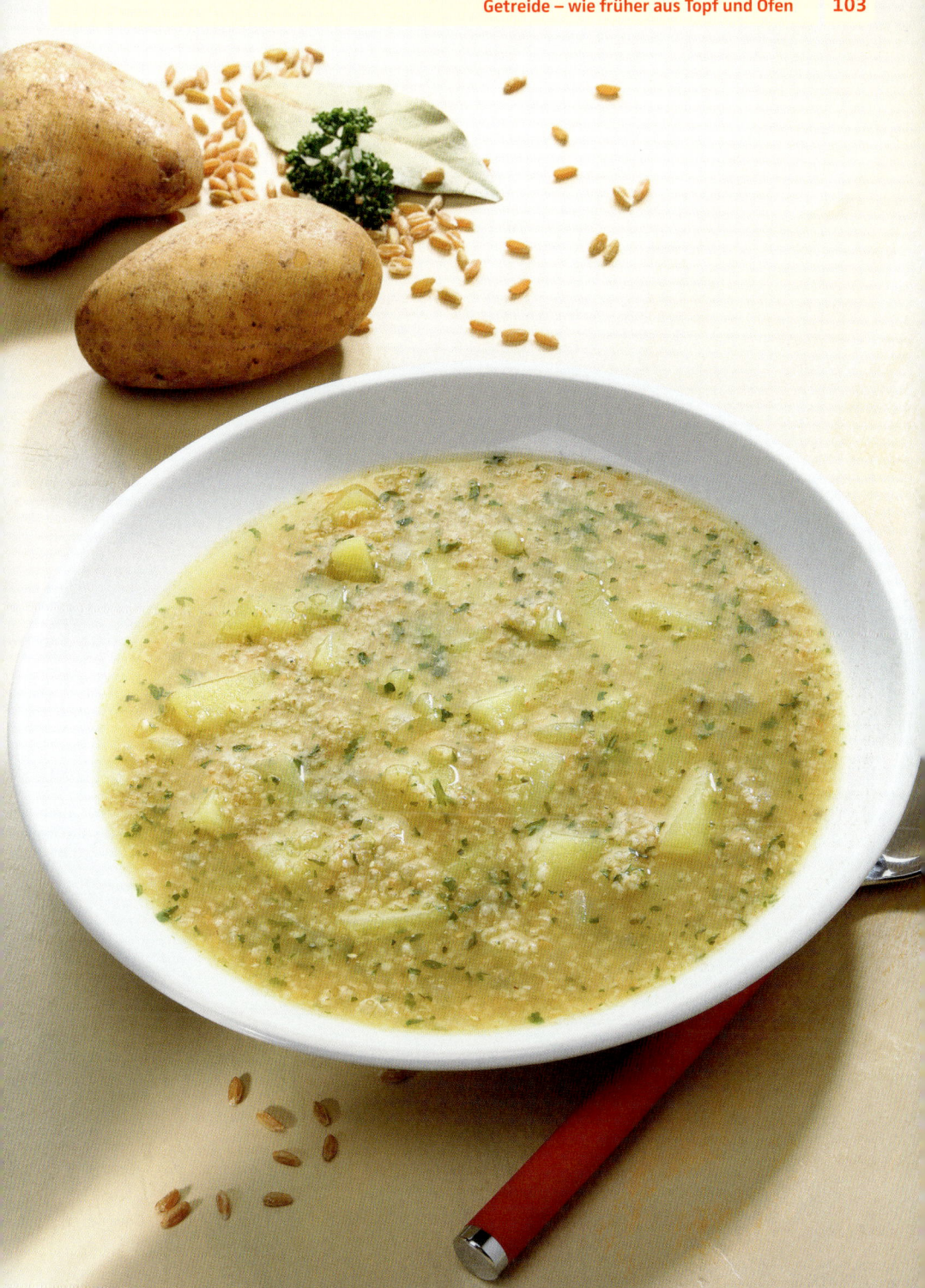

Spinatsuppe mit Grünkern
einfach, fettarm

Zubereitungszeit: 40 Minuten

Eine Portion enthält:

255 kcal	25 g Kohlenhydrate
9 g Eiweiß	6 g Ballaststoffe
13 g Fett	

Zutaten für 3 Portionen

1 EL Olivenöl

1 große Zwiebel (klein gewürfelt)

75 g Grünkern

2 TL Gemüsebrühpulver

450 g TK-Rahmspinat, aufgetaut
(vegan: TK-Spinat, gehackt)

50 g Schmand (vegan: Sojasahne)

¼ TL Muskatpulver

Zubereitung

1 Zwiebel und Grünkern mit dem Öl in einem großen Topf anschwitzen.

2 500 ml Wasser und Gemüsebrühpulver zugeben, aufkochen und den Grünkern im geschlossenen Topf 30 Minuten auf kleiner Stufe köcheln lassen.

3 Die restlichen Zutaten zugeben und erhitzen, dabei mit einem Schneebesen umrühren.

Variation

400 g frische, tropfnasse Spinat- oder Mangoldblätter dämpfen und pürieren. Statt 50 g dann 100 g Schmand verwenden.

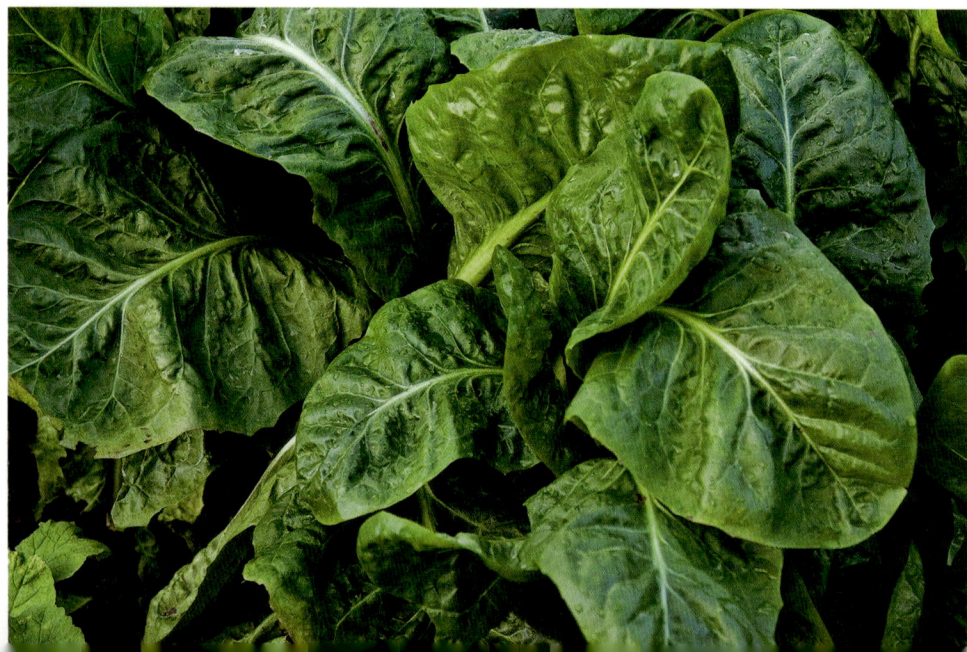

Bulguretten
einfach, fettmoderat

Zubereitungszeit: 50 Minuten

Ein Stück enthält:

127 kcal	12 g Kohlenhydrate
6 g Eiweiß	1 g Ballaststoffe
6 g Fett	

Zutaten für 8 Stück

1 EL Olivenöl

1 Zwiebel (klein gewürfelt)

1 Knoblauchzehe (zerdrückt)

1 gehäufter TL Gemüsebrühpulver

1 gestrichener TL Kurkuma

125 g Bulgur

2 Eier (vegan: 2 EL Sojavollmehl, verrührt
mit 4 EL Wasser)

25 g TK-8-Kräuter

¼ TL Salz

50 g geriebener Emmentaler
(vegan: gemahlene Mandeln)

Backpapier

1 EL Margarine für die Pfanne

Zubereitung

1 Zwiebel und Knoblauch im Öl anschwitzen. 250 ml Wasser, Gemüsebrühpulver und Kurkuma zugeben, aufkochen, den Bulgur hineinrühren und im geschlossenen Topf so lange auf kleiner Stufe köcheln, bis die gesamte Flüssigkeit aufgenommen ist.

2 Den fertigen Bulgur vom Herd nehmen und die restlichen Zutaten unterrühren.

3 Mit einem Esslöffel oder Sichel-Eisportionierer 8 Teigportionen auf ein mit Backpapier ausgelegtes Backblech setzen und etwas flach drücken.

4 Ca. 25 Minuten bei 200 °C Heißluft (nicht vorgeheizt) backen, danach noch kurz in Margarine anbraten.

TIPPS

Dazu schmeckt ein saftiger Salat aus grob geraspelter Gurke.
Für Maistaler einfach Bulgur durch Maisgrieß ersetzen.

Grünkernfrikadellen
einfach, fettarm

Zubereitungszeit: 60 Minuten	
Ein Stück enthält:	
89 kcal	12 g Kohlenhydrate
3 g Eiweiß	2 g Ballaststoffe
2 g Fett	

Zutaten für 8 Stück

1 TL Olivenöl

1 Zwiebel (klein gewürfelt)

1 Knoblauchzehe (zerdrückt)

100 g feiner Grünkernschrot

200 ml Gemüsebrühe

1 Ei (vegan: 1 EL Sojavollmehl, verrührt
mit 2 EL Wasser)

80 g Vollkorntoast (ungetoastet, zerrieben)

1 TL Senf

½ TL Salz

etwas Pfeffer

1 gestrichener TL Paprikapulver edelsüß

Backpapier

Zubereitung

1   Zwiebel und Knoblauch im Öl anschwitzen.

2   Den Schrot kurz mitrösten, die Brühe zugeben, unter Rühren einmal richtig aufkochen, dann vom Herd nehmen und im geschlossenen Topf ausquellen (ca. 15 Minuten) und dann etwas abkühlen lassen.

3   Die restlichen Zutaten gut unterrühren. Mit nassen Händen Bratlinge formen, auf ein mit Backpapier ausgelegtes Backblech setzen, etwas flach drücken und ca. 25 Minuten bei 200 °C Heißluft (nicht vorgeheizt) backen.

TIPP

Für vegetarische Hamburger brauchen Sie noch flache Brötchen, Salatblätter, Ketchup und Salatcreme.

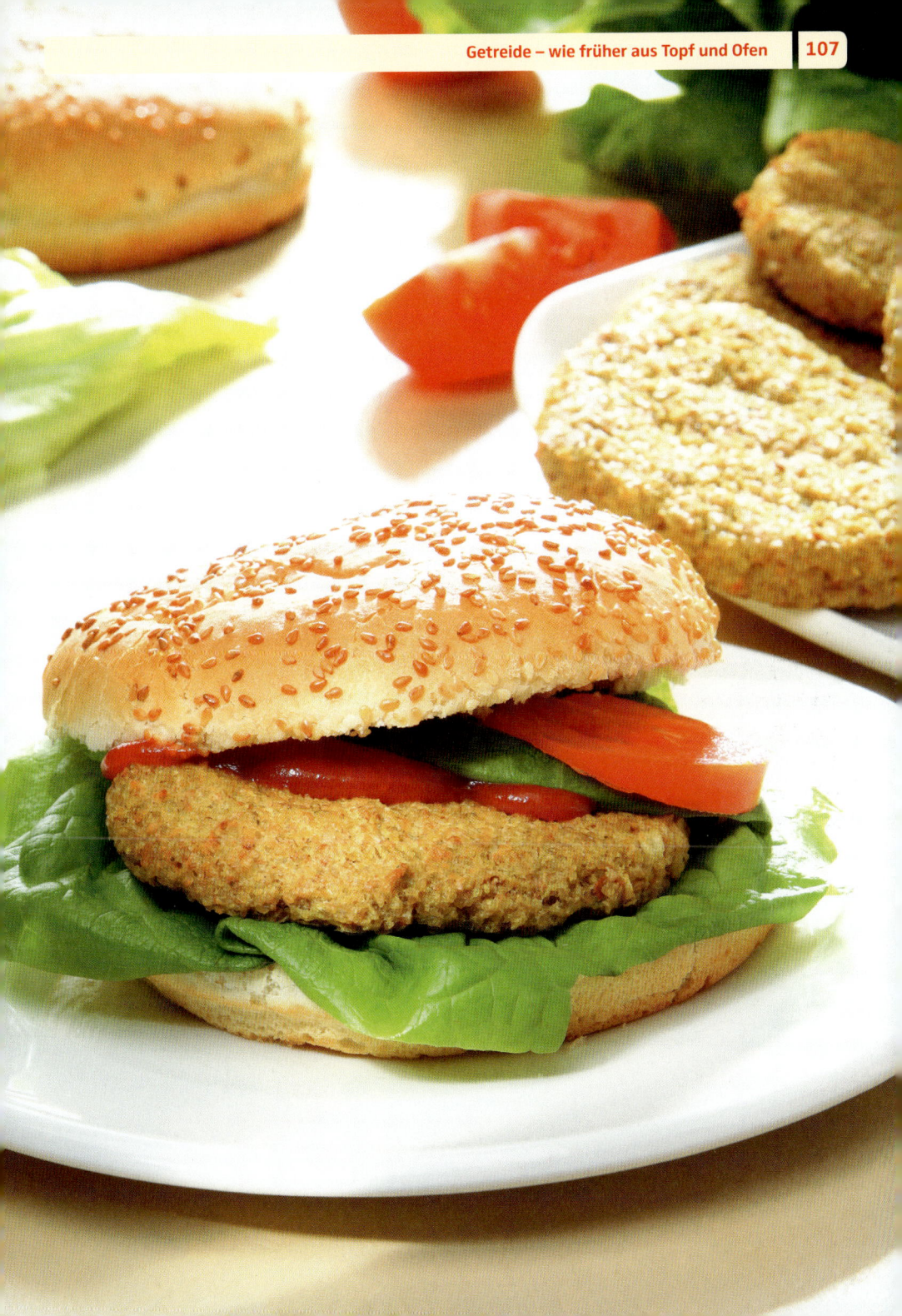

Grünkernbällchen
aufwendiger, fettmoderat

Zubereitungszeit: 50 Minuten	
Ein Stück enthält:	
92 kcal	8 g Kohlenhydrate
3 g Eiweiß	1 g Ballaststoffe
5 g Fett	

Zutaten für 16 Stück

1 EL Olivenöl

150–200 g Zwiebeln (klein gewürfelt)

130 g Grünkernschrot

250 ml Gemüsebrühe

70 g geriebener Gouda
(vegan: Käse weglassen)

50 g Mandeln oder Walnüsse (gemahlen)

50 g Paniermehl

1 Ei (vegan: Ei-Ersatz aus dem Reformhaus)

1 TL Salz

1 TL getrockneter Majoran

1 TL Paprikapulver edelsüß

¼ TL schwarzer Pfeffer

Backpapier

Zubereitung

1 Zwiebeln im Öl anschwitzen, den Schrot kurz mitschwitzen und mit der Brühe ablöschen.

2 Den Grünkern 5 Minuten im geschlossenen Topf köcheln lassen (ab und zu umrühren), dann vom Herd nehmen und weitere 5 Minuten ausquellen lassen.

3 Die restlichen Zutaten unterrühren. Mit nassen Händen tischtennisballgroße Klopse formen und auf ein mit Backpapier ausgelegtes Backblech legen.

4 Ca. 25 Minuten bei 200 °C Heißluft (nicht vorgeheizt) backen.

TIPP

Kapernsoße (siehe S. 182) zubereiten und die Grünkernbällchen darin zu Kartoffelpüree und Roten Beten servieren.

PSEUDOGETREIDE – KLEIN ABER OHO

Amaranth, Hirse und Quinoa sind supergesund, fast geschmacksneutral und sehr gut bekömmlich. Zudem überraschen sie durch einfache Zubereitung und vielfältige Verwendungsmöglichkeiten. Hirse ist aufgrund ihrer Zugehörigkeit zu den Gräsern ein echtes Getreide. Da sie in Aussehen, Nährwerten und Verarbeitung jedoch den Körnern Amaranth und Quinoa ähnlicher ist, fühlt sie sich in diesem Kapitel besonders wohl. Haben Sie keine Scheu, die Rezepte mit diesen kleinen Körnern auszuprobieren – im Geschmack sind sie ganz groß!

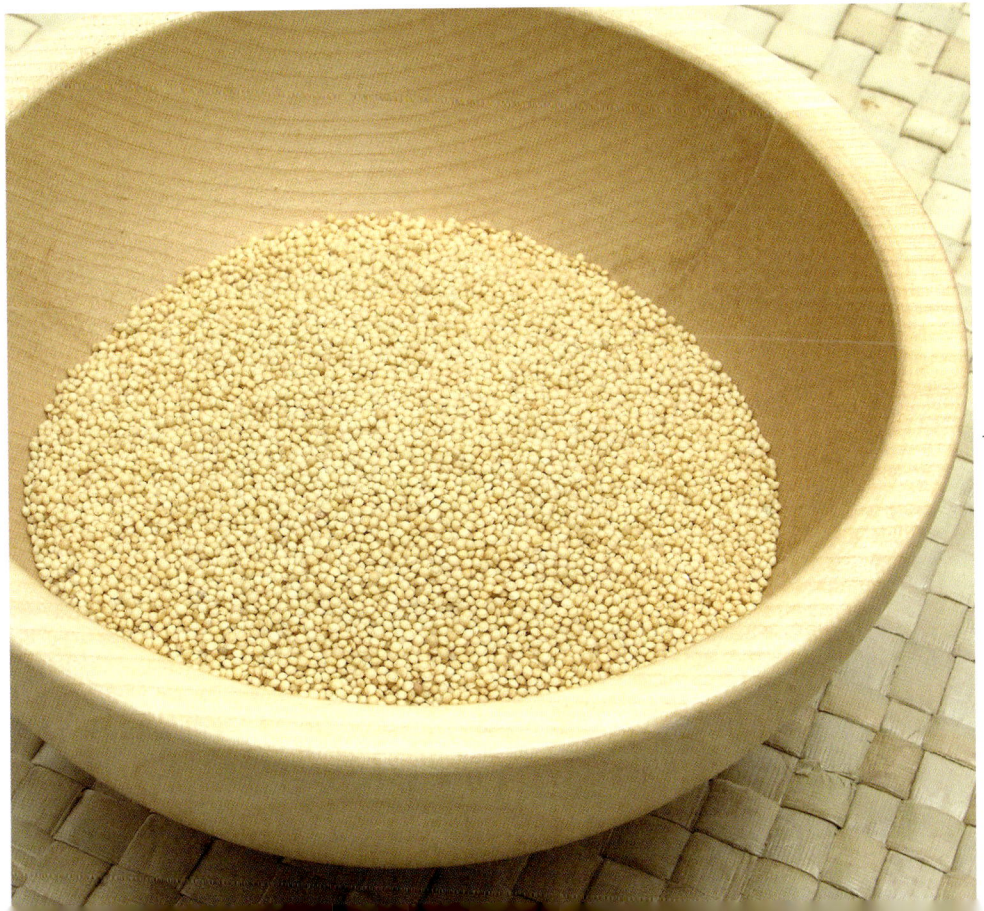

Amaranthpuffer
einfach, fettarm

Zubereitungszeit: 70 Minuten

Ein Stück enthält:

111 kcal	10 g Kohlenhydrate
6 g Eiweiß	1 g Ballaststoffe
5 g Fett	

Zutaten für 10 Stück

100 g Amaranth

2 rote Zwiebeln (klein gewürfelt)

1 TL Gemüsebrühpulver

¼ TL schwarzer Pfeffer

2 Eier (vegan: Ei-Ersatz aus dem Reformhaus)

50 g Paniermehl

100 g geriebener Gouda (vegan: 150 g grob geraspelte rohe Kartoffeln und 6 EL Olivenöl)

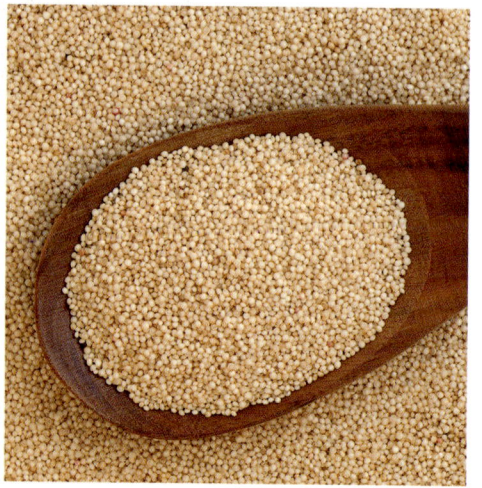

Zubereitung

1 Amaranth in 300 ml Wasser im geschlossenen Topf auf kleinster Stufe ca. 30 Minuten köcheln (bis das gesamte Wasser aufgenommen ist), danach etwas abkühlen lassen.

2 Die restlichen Zutaten unterrühren, 10 Portionen auf zwei mit Backpapier ausgelegte Backbleche setzen, jedoch nicht flach drücken, da die Puffer beim Backen von alleine zerlaufen.

3 Ca. 25 Minuten bei 200 °C Heißluft (untere Ebene, nicht vorgeheizt) backen.

TIPPS

Die veganen Puffer vor dem Backen bis auf Fingerdicke flach drücken. Nach dem Backen erst ganz auskühlen lassen (am besten über Nacht im Kühlschrank). In einer Mischung aus halb Margarine, halb vegetarischem Schmalz (etwa von Deli Reform) anbraten.
Mit flachen Brötchen, Salatcreme, Ketchup und nach Wahl Salatblättern, Salatgurken- oder Tomatenscheiben werden daraus vegetarische Hamburger.

Hirsebrei

für kleine Vegetarier ab etwa 6 Monaten
einfach, fettarm

Zubereitungszeit: 10 Minuten	
Eine Portion enthält:	
302 kcal	2,3 mg Eisen
6 g Eiweiß	1,0 mg Zink
7 g Fett	mit Haferflocken:
29 g Kohlenhydrate	1,5 mg Eisen,
2 g Ballaststoffe	1,5 mg Zink

Zutaten für 1 Portion

100 ml Milch, 1,5 % Fett

3 gehäufte EL Hirse-Schmelzflocken
(oder 20 g Hafer-Schmelzflocken)

50 g Obst (z. B. Banane, Apfel, Birne,
Nektarine)

1 TL raffiniertes Rapsöl (für die Extraportion
Omega-3-Fettsäuren)

Zubereitung

1 Milch und 100 ml Wasser aufkochen,
die Flocken einrühren, dann vom Herd
nehmen und ca. 5 Minuten quellen lassen.

2 Das Obst zerdrücken beziehungsweise
reiben und mit dem Öl unter den Brei rühren.

Grießbrei

Flocken durch 2 gehäufte EL Süßspeisen-
grieß (25 g) ersetzen (pro Portion 1,0 mg
Eisen und 1,0 mg Zink.)

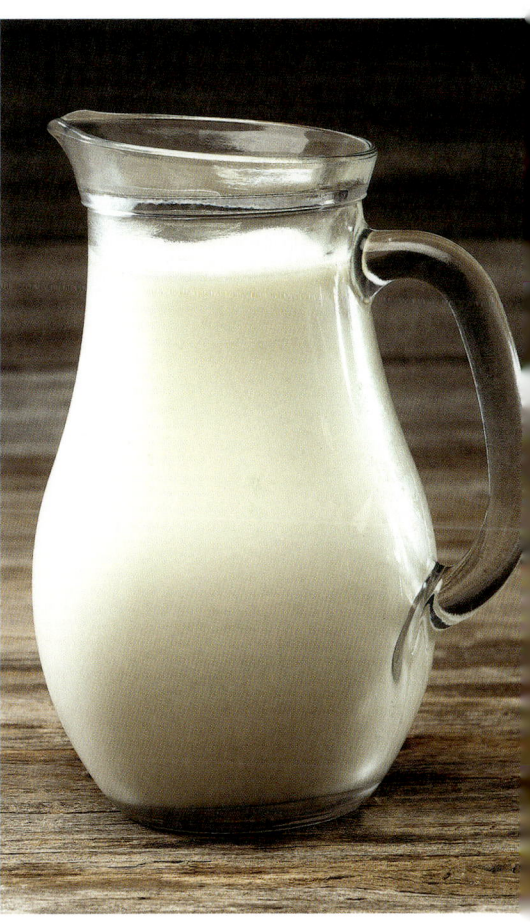

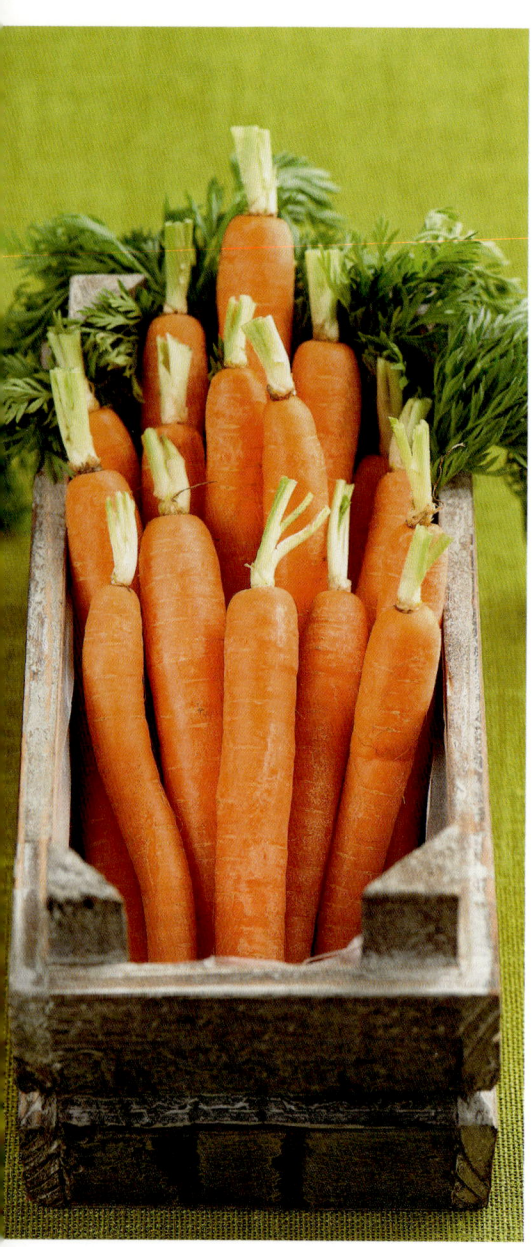

Quinoa-Eintopf
einfach, fettarm

Zubereitungszeit: 30 Minuten

Eine Portion enthält:

253 kcal	22 g Kohlenhydrate
9 g Eiweiß	5 g Ballaststoffe
14 g Fett	

Zutaten für 4 Portionen

1 l Gemüsebrühe

100 g Quinoa

200 g Möhren (in Scheiben)

200 g Porree (mit dem Grün,
in Ringe geschnitten)

150 g Sahne (vegan: Sojasahne)

2 TL Kurkuma

Zubereitung

Alle Zutaten in einen großen Topf geben, aufkochen und im geschlossenen Topf 20 Minuten köcheln lassen. Zwischendurch einmal umrühren.

Hirsebratlinge
einfach, fettmoderat

Zubereitungszeit: 1,5 Stunden	
Ein Stück enthält:	
105 kcal	9 g Kohlenhydrate
6 g Eiweiß	1 g Ballaststoffe
5 g Fett	

Zutaten für 10 Stück

200–300 g Porree

250 ml Gemüsebrühe

100 g Hirse (oder 50 g Hirse + 50 g Quinoa)

¼ TL Salz

¼ TL schwarzer Pfeffer

2 Eier (vegan: 2 EL Sojavollmehl,

verrührt mit 4 EL Wasser)

20 g Paniermehl

100 g geraspelter Gratinkäse oder Gouda

(vegan: Käse weglassen)

Backpapier

Zubereitung

1 Den Porree längs vierteln (mit dem Grün), in Streifen schneiden, abbrausen, tropfnass im geschlossenen Topf dämpfen, bis er zusammengefallen ist, dann abtropfen.

2 Die Hirse mit der Brühe im geschlossenen Topf köcheln, bis die gesamte Brühe aufgenommen ist (ca. 20–30 Minuten). Die gequollene Hirse gut durchrühren und etwas abkühlen lassen.

3 Porree und übrige Zutaten unterrühren, mit nassen Händen oder mit einem Sichel-Eisportionierer 10 Portionen auf ein mit Backpapier ausgelegtes Backblech setzen und etwas flach drücken.

4 Ca. 25 Minuten bei 200 °C Heißluft (nicht vorgeheizt) backen, bis die Bratlinge gebräunt sind.

TIPP

Die Bratlinge nach dem Backen in Butter oder Margarine etwas kross braten.

Hirsotto

einfach, fettarm

Zubereitungszeit: 45 Minuten	
Eine Portion enthält:	
329 kcal	43 g Kohlenhydrate
13 g Eiweiß	4 g Ballaststoffe
14 g Fett	

Zutaten für 4 Portionen

1 EL Olivenöl

1 Zwiebel (klein gewürfelt)

1 Knoblauchzehe (zerdrückt)

750 ml Gemüsebrühe

400 g Kohlrabi (gewürfelt)

200 g Hirse

50 g geriebener Parmesan
(vegan: gemahlene Mandeln)

2 EL Olivenöl

2 EL TK-Basilikum

Zubereitung

1 Zwiebel und Knoblauch im Öl anschwitzen, mit der Brühe ablöschen und aufkochen.

2 Gemüse und Hirse zugeben und im geschlossenen Topf so lange leise köcheln, bis die Hirse ausgequollen und weich ist (gut 20 Minuten).

3 Vor dem Servieren die restlichen Zutaten unterrühren.

Variationen

Parmesan durch Pecorino oder Ziegenbutterkäse ersetzen. Statt Kohlrabi wahlweise Kürbis, Steckrübe, Möhre, Zucchini, Pastinake oder Spargel nehmen; Kräuter dann nach Wunsch.

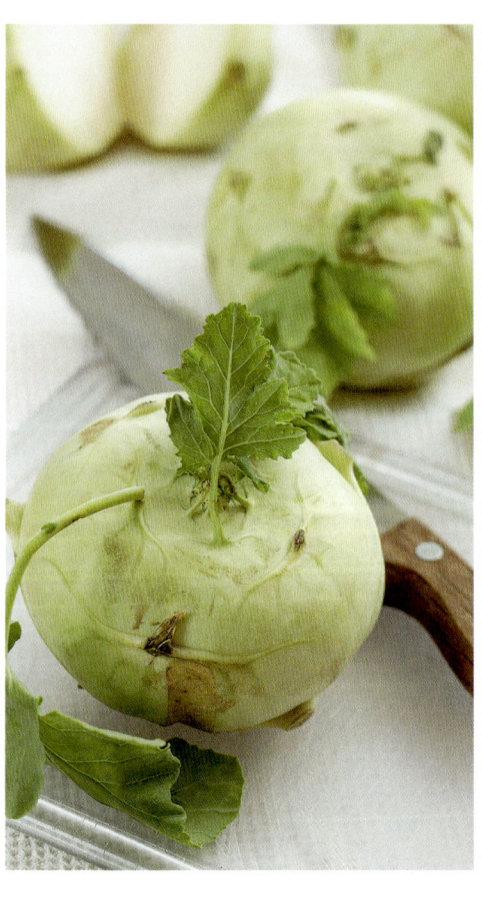

Quinoasalat

aufwendiger, fettarm

Zubereitungszeit: 45 Minuten	
Eine Portion enthält:	
288 kcal	33 g Kohlenhydrate
10 g Eiweiß	6 g Ballaststoffe
13 g Fett	

Zutaten für 4 Portionen

200 g Quinoa

400 ml Gemüsebrühe

4 EL Olivenöl

2 EL brauner Balsamicoessig

1 TL Salz

1 TL scharfes Paprikapulver

½ TL Cumin (Kreuzkümmelpulver)

¼ TL schwarzer Pfeffer

300 g Tomaten (klein gewürfelt)

1 gelbe Paprika (klein gewürfelt)

100 g Lauchzwiebeln (in Röllchen)

Zubereitung

1 Den Quinoa im geschlossenen Topf in der Brühe köcheln, bis die Flüssigkeit ganz aufgenommen ist (ca. 15 Minuten), abkühlen lassen.

2 Danach die restlichen Zutaten untermischen.

Bulgursalat

Quinoa durch groben Bulgur ersetzen (ca. 10 Minuten köcheln).

TIPP
Servieren Sie diesen Salat mit Vollkornbrot als Hauptspeise.

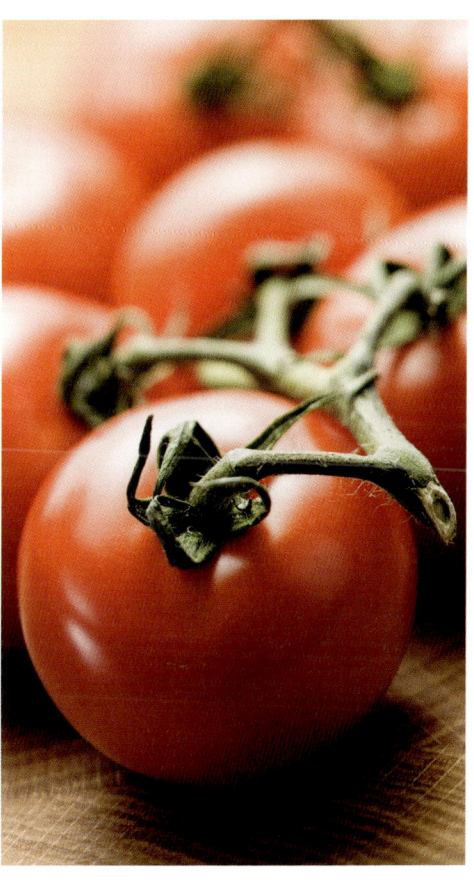

REIS – KRAFTSTROTZENDES KORN DES LEBENS

Reis ist das Grundnahrungsmittel für einen Großteil der Weltbevölkerung. Neben dem weißen Reis führt der nährstoffreiche Naturreis in deutschen Küchen leider eher ein Schattendasein und wird völlig zu Unrecht als Geschmacksverderber eingestuft. Hier lernen Sie Rezepte kennen, die garantiert auch noch die kritischste Zunge überzeugen! Ein echtes Highlight ist das Steinpilzrisotto; hier gilt es lediglich die längere Garzeit von etwa 45 Minuten einzuplanen. Lassen Sie sich überraschen, wie gut der braune Reis auf dem Gaumen ankommt und wie unkompliziert sich ein Risotto zubereiten lässt – allen Vorurteilen zum Trotz!

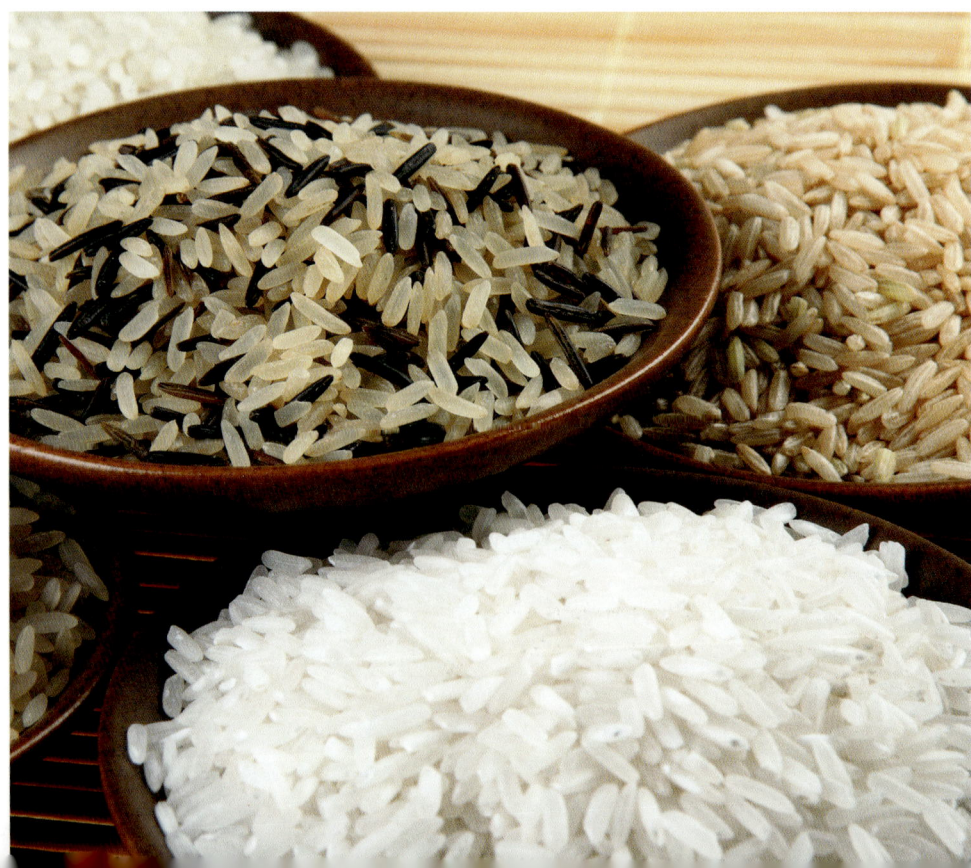

Griechischer Reissalat
aufwendiger, fettmoderat

Zubereitungszeit: 35 Minuten
Durchziehzeit: 1 Stunde

Eine Portion enthält:

453 kcal	43 g Kohlenhydrate
13 g Eiweiß	8 g Ballaststoffe
25 g Fett	

Zutaten für 4 Portionen

300 ml Gemüsebrühe

150 g Parboiled Reis

200 g Spargelstücke

(aus der Dose, abgetropft)

1 kleine Dose Kidneybohnen

(abgebraust, 250 g)

1 gelbe Paprika (klein gewürfelt)

40 g Kapern

100 g „Feta in Öl"

(vegan: 100–150 g geräucherter Tofu)

6 EL von dem Fetaöl (vegan: Olivenöl)

3 EL Kräuteressig

2 EL TK-Dill

¾ TL Salz (vegan: 1 TL)

Zubereitung

1   Den Reis in der Brühe dämpfen, ausquellen und abkühlen lassen.

2   Die übrigen Zutaten unter den Reis mischen und den Salat 1 Stunde im Kühlschrank ziehen lassen.

Tomatenreis
einfach, fettarm

Zubereitungszeit: 60 Minuten

Eine Portion enthält:

161 kcal	31 g Kohlenhydrate
4 g Eiweiß	1 g Ballaststoffe
2 g Fett	

Zutaten für 4 Portionen

1 EL Olivenöl

1 große Zwiebel (klein gewürfelt)

150 g Naturreis (roh)

250 ml Gemüsesaft

2 knappe TL Gemüsebrühpulver

1 gestrichener TL getrocknete Kräuter der Provence

Zubereitung

1   Die Zwiebel im Öl anschwitzen. Den Reis zugeben und kurz mitschwitzen, dann mit dem Saft und 250 ml Wasser ablöschen.

2   Die Gewürze zugeben und den Reis im geschlossenen Topf leise köcheln, bis er die gesamte Flüssigkeit aufgenommen hat (50–60 Minuten).

TIPP

Dazu passen TK-Gemüsestäbchen.

Italienische Reissuppe

Minestra al riso
einfach, fettarm

Zubereitungszeit: 60 Minuten

Eine Portion enthält:

362 kcal	37 g Kohlenhydrate
10 g Eiweiß	4 g Ballaststoffe
16 g Fett	

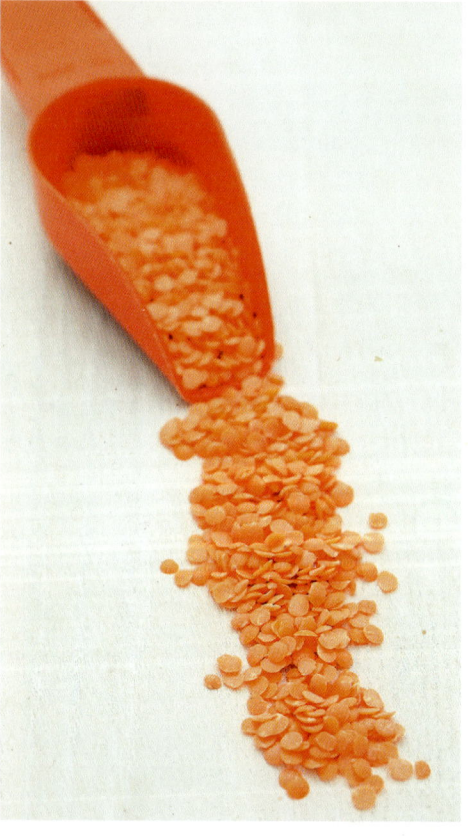

Zutaten für 4 Portionen

2 EL Olivenöl

1 Zwiebel (klein gewürfelt)

2 Knoblauchzehen (zerdrückt)

5 TL Gemüsebrühpulver

1 große Dose Tomaten (mit dem Saft, kleiner geschnitten)

100 g getrocknete rote Linsen

100 g Naturreis (roh)

2 TL getrocknetes Basilikum

¼ TL schwarzer Pfeffer

4 EL Olivenöl für den mediterranen Geschmack

Zubereitung

1 Zwiebel und Knoblauch im Öl anschwitzen.

2 1 l Wasser und die übrigen Zutaten bis einschließlich Pfeffer zugeben und 45–60 Minuten im geschlossenen Topf köcheln lassen.

3 Die Suppe auf 4 Teller verteilen und über jede Portion 1 EL Öl träufeln.

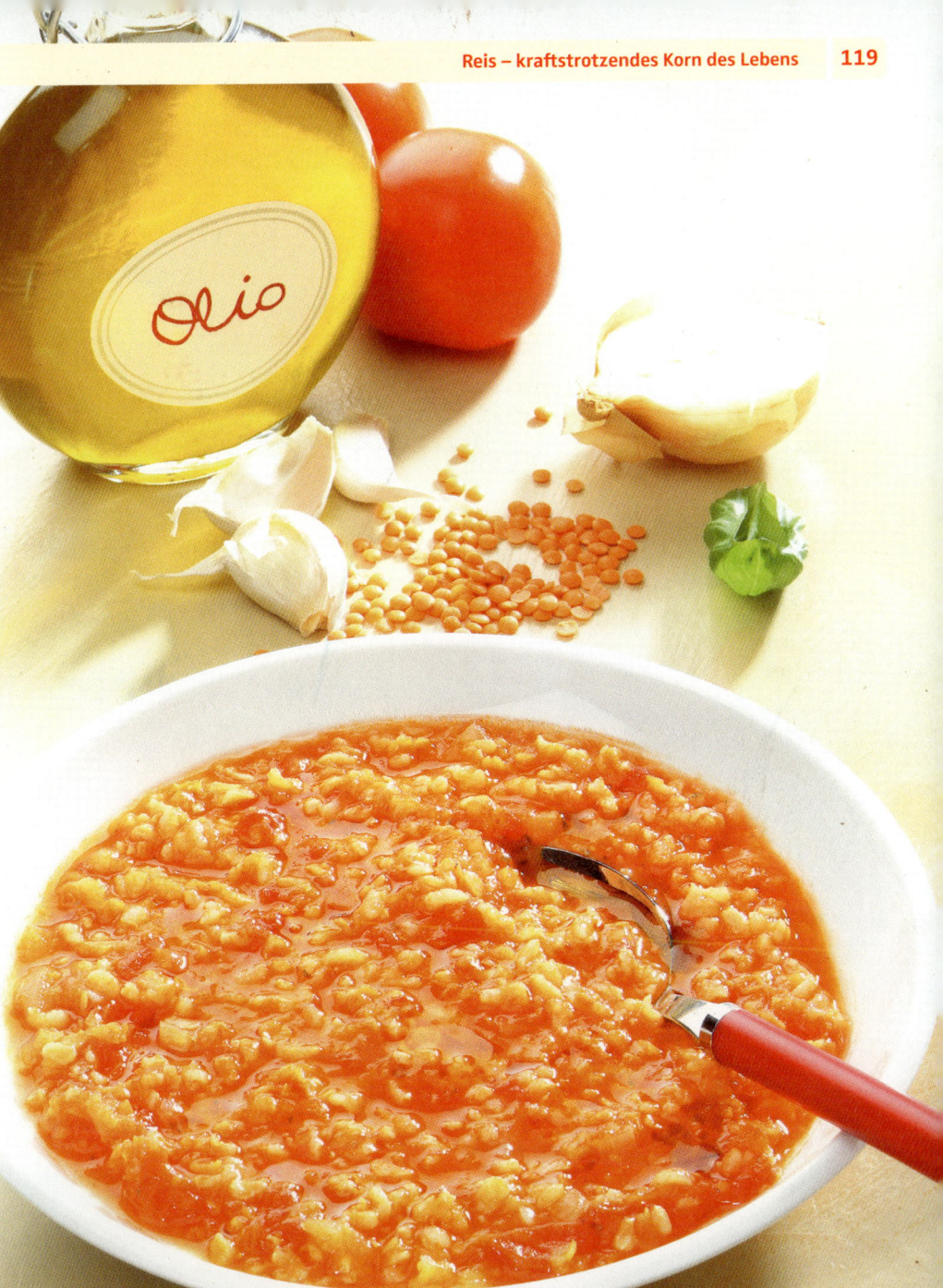

Naturreis mit Lavasoße
aufwendiger, fettarm

Zubereitungszeit: 50 Minuten

Eine Portion enthält:

327 kcal	52 g Kohlenhydrate
6 g Eiweiß	2 g Ballaststoffe
11 g Fett	

Zutaten für 3 Portionen

200 g Naturreis

1 Zwiebel (klein gewürfelt)

1 TL Margarine

2 leicht gehäufte EL Paprikapulver edelsüß

1 gestrichener TL Paprikapulver scharf

1 leicht gehäufter EL Mehl

1 TL Curry

250 ml Gemüsebrühe

50 g Sahne (vegan: Sojasahne)

1 EL Kräuteressig

1 EL Tomatenmark

1 TL Senf

Zubereitung

1   Den Reis nach Packungsanweisung garen.

2   Die Zwiebel in der Margarine anschwitzen, sie darf dabei ruhig etwas bräunen.

3   Beide Paprikapulver, Mehl und Curry mischen, dann mit einem Schneebesen unter die Zwiebel rühren und mit der Brühe ablöschen. Die restlichen Soßenzutaten zugeben, gut umrühren, 2–3 Minuten köcheln.

4   Reis und Soße getrennt servieren.

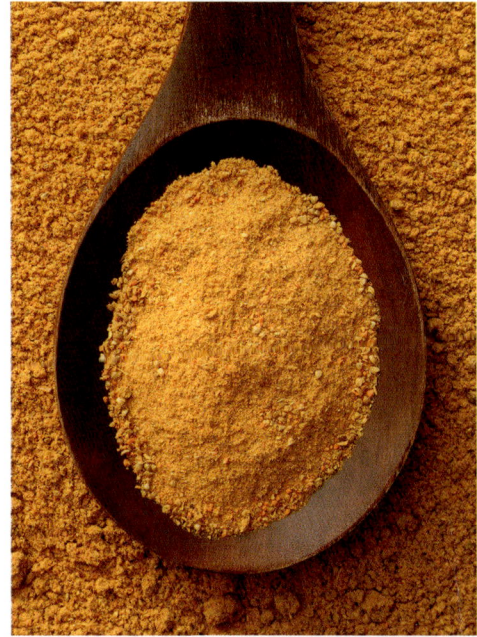

TIPP

Dazu passen gebratene vegetarische Bratwurststücke oder vegetarische Hackbällchen, die Sie anbraten und dann in der Soße erhitzen.

Steinpilzrisotto

in Italien beliebte Vorspeise
aufwendiger, fettarm

Zubereitungszeit: 45 Minuten	
Eine Portion enthält:	
350 kcal	54 g Kohlenhydrate
9 g Eiweiß	2 g Ballaststoffe
11 g Fett	

Zutaten für 6 Portionen als Vorspeise

1 Tütchen getrocknete Steinpilze (4 g)

50 ml trockener Weißwein

1 EL Margarine (15 g)

1 Zwiebel (klein gewürfelt)

200 g Milchreis (roh)

750 ml Gemüsebrühe

25 g geriebener Parmesan

(vegan: Käse weglassen)

1 EL Margarine (15 g)

Zubereitung

1 Die Steinpilze ca. 30 Minuten im Weißwein einweichen.

2 Zwiebel und Reis auf kleiner Stufe in der Margarine anschwitzen und dann den Weißwein mit den Pilzen zufügen. Nach und nach die Brühe zugeben und jeweils unter häufigem Rühren im offenen Topf verkochen lassen.

3 Zuletzt die restlichen Zutaten unterheben.

Rucolarisotto

Den Weißwein ohne Steinpilze zugeben. Mit dem Parmesan und der Margarine 50 g Rucola (in Streifen) in das Risotto rühren.

TIPP

Das Risotto portionsweise auf Salatblättern anrichten und Baguette dazu reichen.

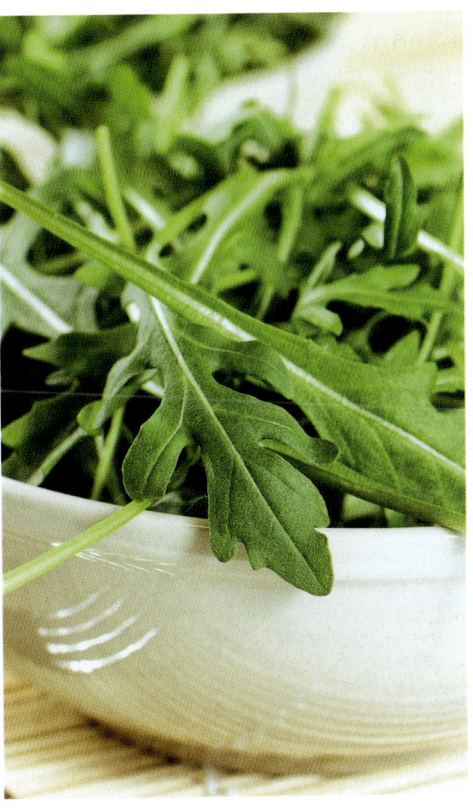

Paella

spanische Reispfanne
aufwendiger, fettreich

Zubereitungszeit: 60 Minuten	
Eine Portion enthält:	
404 kcal	42 g Kohlenhydrate
11 g Eiweiß	5 g Ballaststoffe
18 g Fett	

Zutaten für 6 Portionen

250 g Naturtofu oder geräucherter Tofu (gewürfelt)

2 EL Olivenöl

1 große Zwiebel (klein gewürfelt)

3 Knoblauchzehen (zerdrückt)

je 1 rote, grüne und gelbe Paprika (grob gewürfelt)

750 ml Gemüsebrühe

150 ml trockener Weißwein

1 Döschen Safran (0,1 g)

250 g Naturreis (roh)

1 kleine Dose Erbsen (abgetropft, 280 g)

85 g schwarze Oliven

6 Peperoncini (entkernt und klein geschnitten)

1 TL Salz

50 g Butter (vegan: Margarine oder Albaöl)

Zubereitung

1 Den Tofu im Einlegwasser der Oliven 45 Minuten marinieren, dabei ab und zu umrühren.

2 Zwiebel, Knoblauch und Paprika in einer großen Pfanne im Öl anschwitzen und dann zu dem Tofu geben.

3 Nun die Brühe, Wein, Safran und Reis zugeben und in der geschlossenen Pfanne ca. 50 Minuten köcheln.

4 Wenn der Reis gar ist, das Tofu-Gemüse und die Zutaten bis einschließlich Salz zugeben, alles zusammen erhitzen und vor dem Servieren die Butter in der Paella schmelzen lassen.

TIPPS

Dazu schmeckt Vollkornbrot.
Wer keine Oliven mag, pickt sie heraus und bestreut seine Paella mit Cashewkernen.

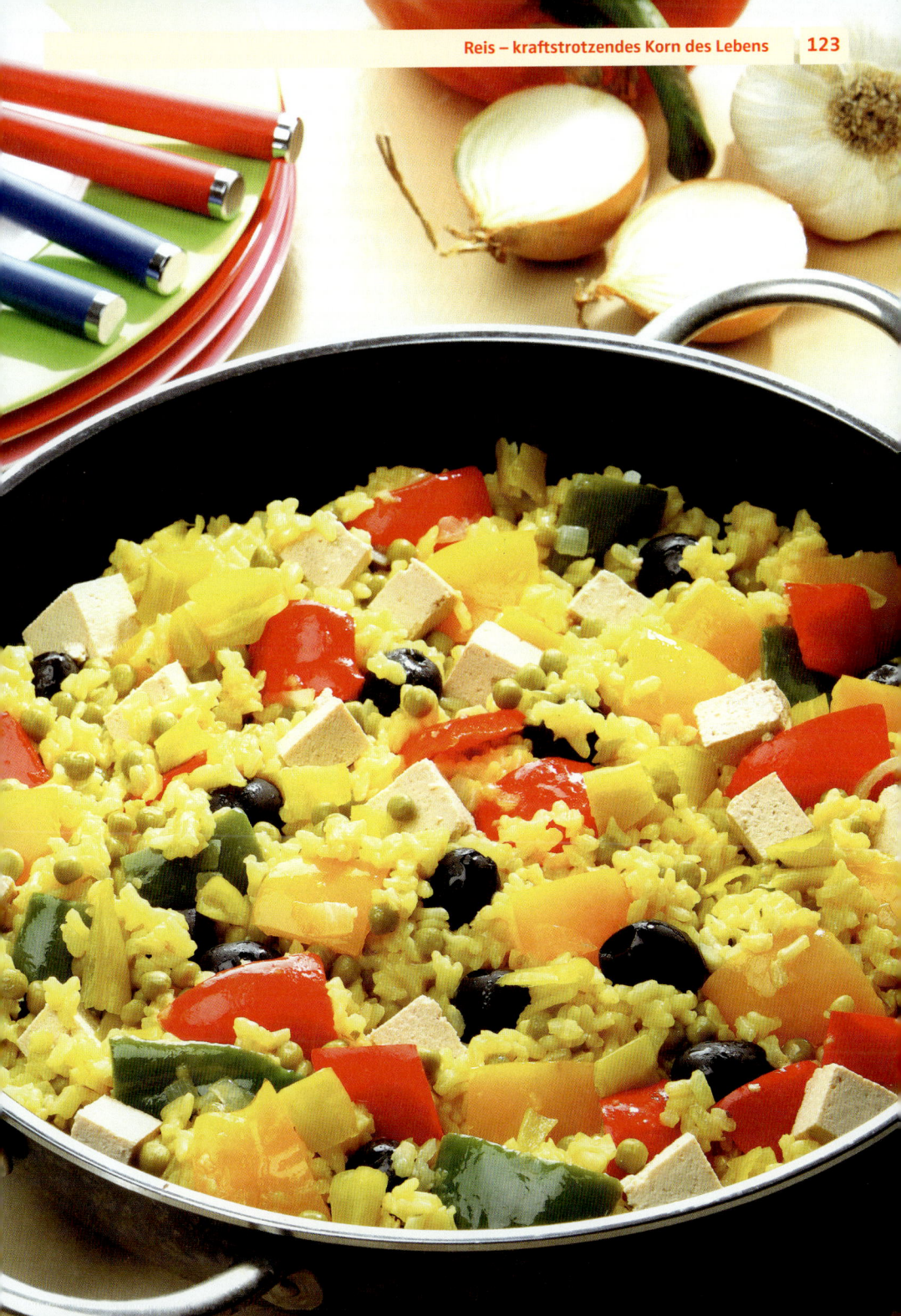

NUDELN –
IMMER GUT IN FORM

Italienische Nudeln (ital. pasta) bestehen nur aus Hartweizen, Wasser und Salz – und es sind die besten! Nudeln brauchen kein Ei, kein Salz im Wasser und nach dem Kochen auch keinen Schreck durch kaltes Wasser. In Italien nimmt man gerne etwas von dem stärkehaltigen Nudelkochwasser zum Verlängern oder Binden einer Nudelsoße (der Stärkegehalt lässt sich an der Trübung des Kochwassers erkennen).

Geben Sie auch den nährstoffreicheren dunklen Vollkornnudeln eine Chance. Besonders geeignet sind Eintöpfe, da der kräftige Vollkorngeschmack hierin gut in den Hintergrund rückt. Ansonsten sind natürlich auch weiße Nudeln erlaubt, da sie nun einmal im Alleingang zu einer Soße besonders gut schmecken.

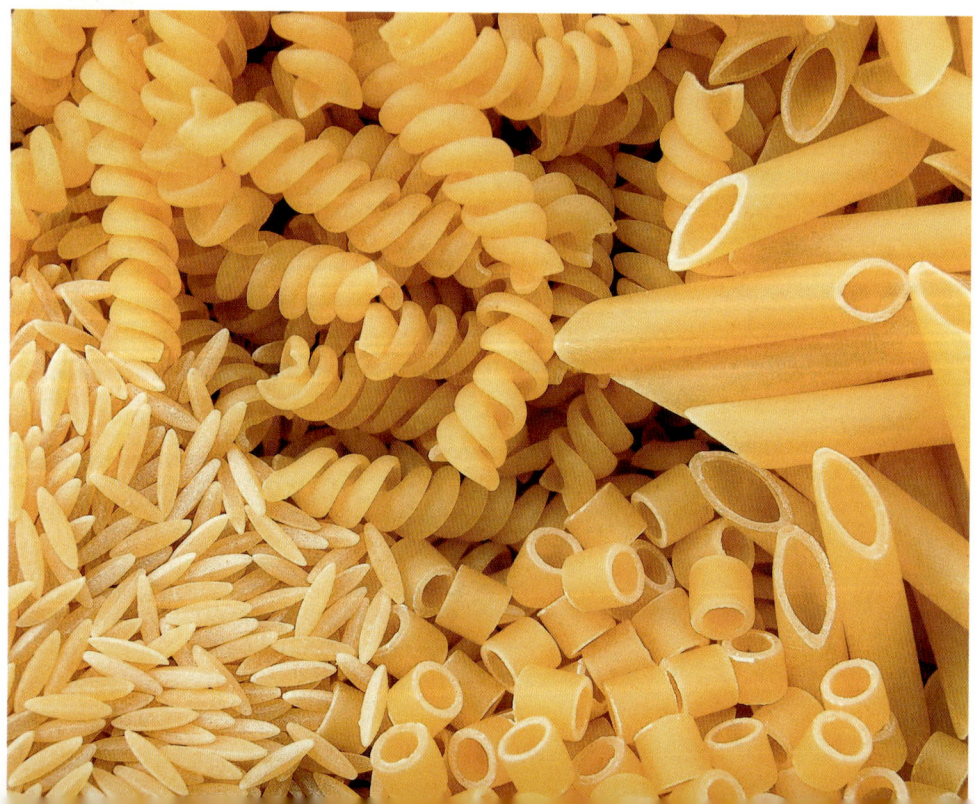

Brokkolitortellini
einfach, fettreich

Zubereitungszeit: 30 Minuten

Eine Portion enthält:

635 kcal	64 g Kohlenhydrate
20 g Eiweiß	5 g Ballaststoffe
36 g Fett	

Zutaten für 3 Portionen

500 ml Gemüsebrühe

250 g getrocknete vegetarische Tortellini
(vegan: Maccheroncini)

500 g TK-Brokkoli

200 ml Gemüsebrühe

250 g Sahne (vegan: Sojasahne)

1–2 Knoblauchzehen (zerdrückt)

Zubereitung

1 Die Nudeln in 500 ml Brühe im geschlossenen Topf köcheln, bis sie die gesamte Flüssigkeit aufgenommen haben.

2 Den Brokkoli mundgerecht zerkleinern (geht am besten in noch halb gefrorenem Zustand) und in der Brühe bissfest dämpfen.

3 Brokkoli (mit Kochwasser), Nudeln, Sahne und Knoblauch mischen und nur noch kurz erwärmen.

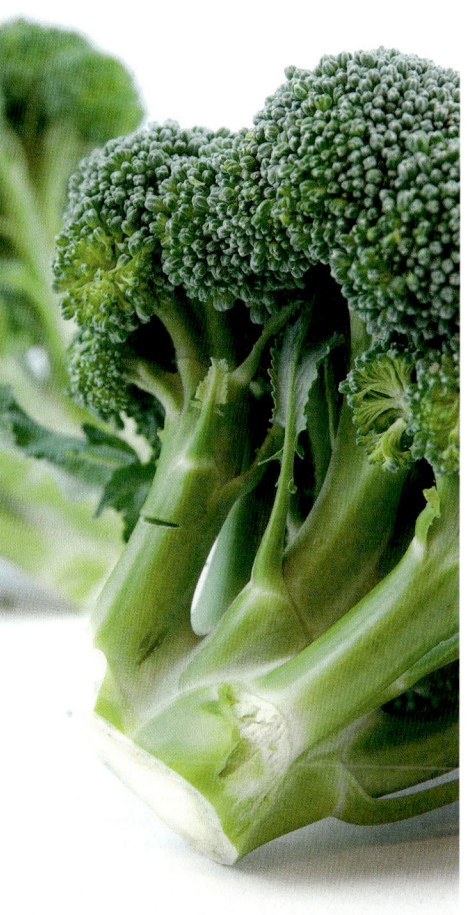

TIPP

Die Brokkolitortellini portionsweise mit Cashew- oder Pinienkernen bestreuen.

Spaghetti Bolognese
einfach, fettarm

Zubereitungszeit: 20 Minuten

Eine Portion enthält:

658 kcal	109 g Kohlenhydrate
28 g Eiweiß	6 g Ballaststoffe
11 g Fett	

Zutaten für 4 Portionen

500 g Spaghetti

1 EL Olivenöl

1 Zwiebel (klein gewürfelt)

1 Knoblauchzehe (zerdrückt)

1 Tetrapak Tomatenpüree (500 g)

250 ml 10%ige Kondensmilch
(vegan: Sojasahne)

2 TL Gemüsebrühpulver

2 TL getrockneter Oregano

1 TL getrockneter Majoran

1 kleine Dose Tomatenmark (70 g)

5 EL Sojagranulat (trocken, 30 g)

Zubereitung

1 Die Spaghetti nach Packungsanweisung kochen.

2 Zwiebel und Knoblauch im Öl anschwitzen.

3 Mit einem Schneebesen Tomatenpüree, Kondensmilch (250 ml abmessen!) Gemüsebrühpulver, Oregano, Majoran und Tomatenmark in den Topf rühren. Alles zusammen im offenen Topf köcheln lassen, bis die Soße eine schöne orangerote Farbe angenommen hat.

4 Zum Schluss das Sojagranulat einrühren und noch einmal 2–3 Minuten köcheln lassen.

5 Die fertigen Spaghetti kurz in einem Sieb abtropfen lassen und getrennt zur Soße servieren.

TIPPS

Servieren Sie dazu geriebenen Parmesan. Wenn Sie Soße übrig haben, rühren Sie mit einem Schneebesen pro 100 g Soße 1 g Bindobin hinein. Im Kühlschrank andicken lassen und als Brotaufstrich verwenden.

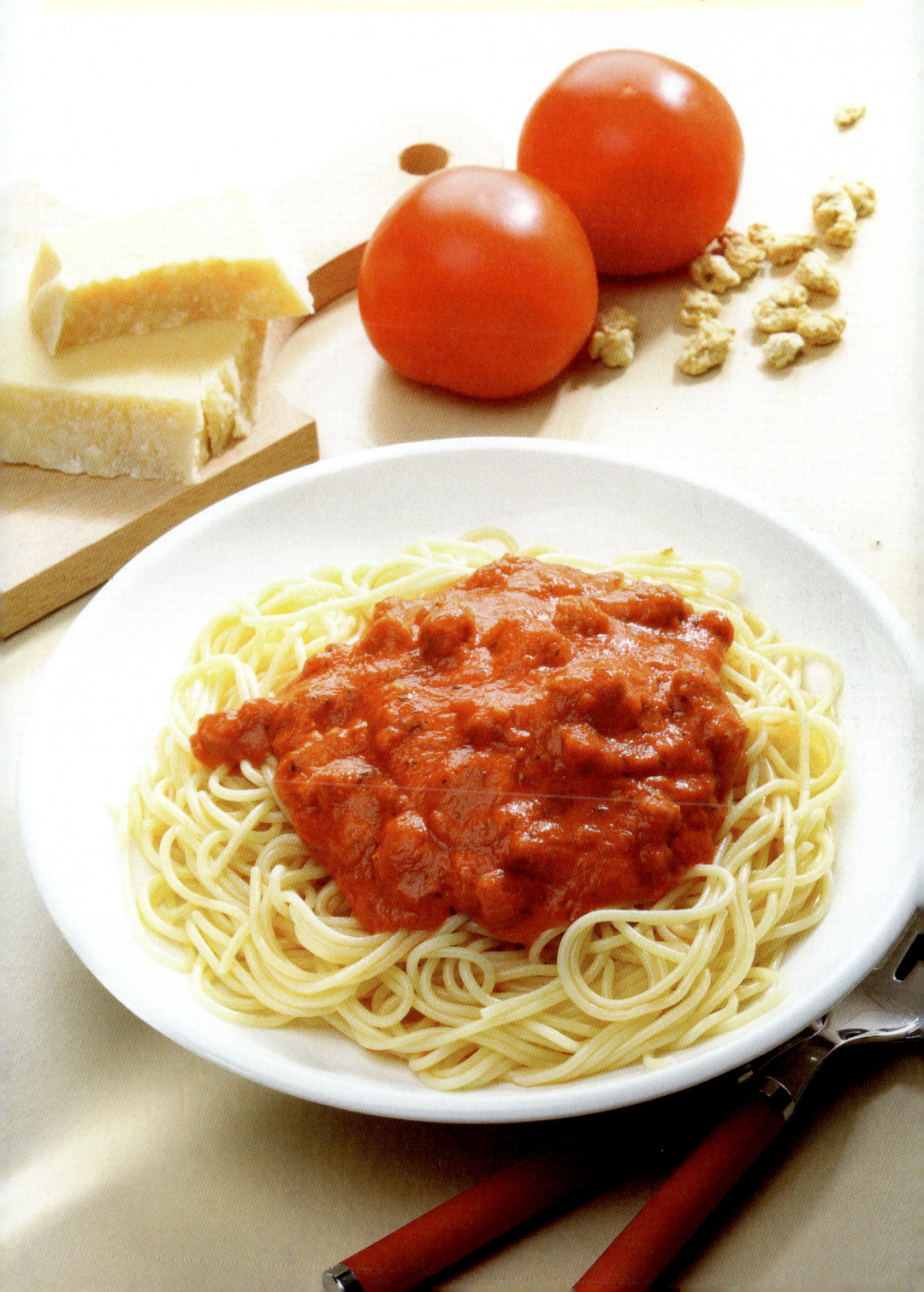

Spaghetti alla Toscana

italienische Vorspeise
einfach, fettarm

Zubereitungszeit: 20 Minuten

Eine Portion enthält:

527 kcal	96 g Kohlenhydrate
17 g Eiweiß	1 g Ballaststoffe
11 g Fett	

Zutaten für 4 Portionen

500 g Spaghetti

400 g Tomaten (grob gewürfelt)

2 EL Olivenöl

1 TL Salz

1 Knoblauchzehe (zerdrückt)

15 grüne Oliven (in dünnen Scheiben)

2 entkernte und fein geschnittene
Peperoncini

1 Handvoll Basilikumblätter (in Streifen)
oder 2 EL TK-Basilikum

2 EL Olivenöl für den Geschmack

Zubereitung

1 Die Spaghetti nach Packungsanweisung kochen.

2 Zutaten von Tomaten bis einschließlich Paprikapulver in einem Topf erhitzen.

3 Abgetropfte Spaghetti, Gemüse, Basilikum und Öl mischen.

TIPP

Die Mediterrane Kost ist hervorragend geeignet, um sich gesund und mit Genuss zu ernähren. Sie können den Ballaststoffgehalt dieses Gerichtes erhöhen, indem Sie Vollkornspaghetti verwenden. Feine Karottenwürfel in der Soße sorgen für einen etwas milderen Geschmack.

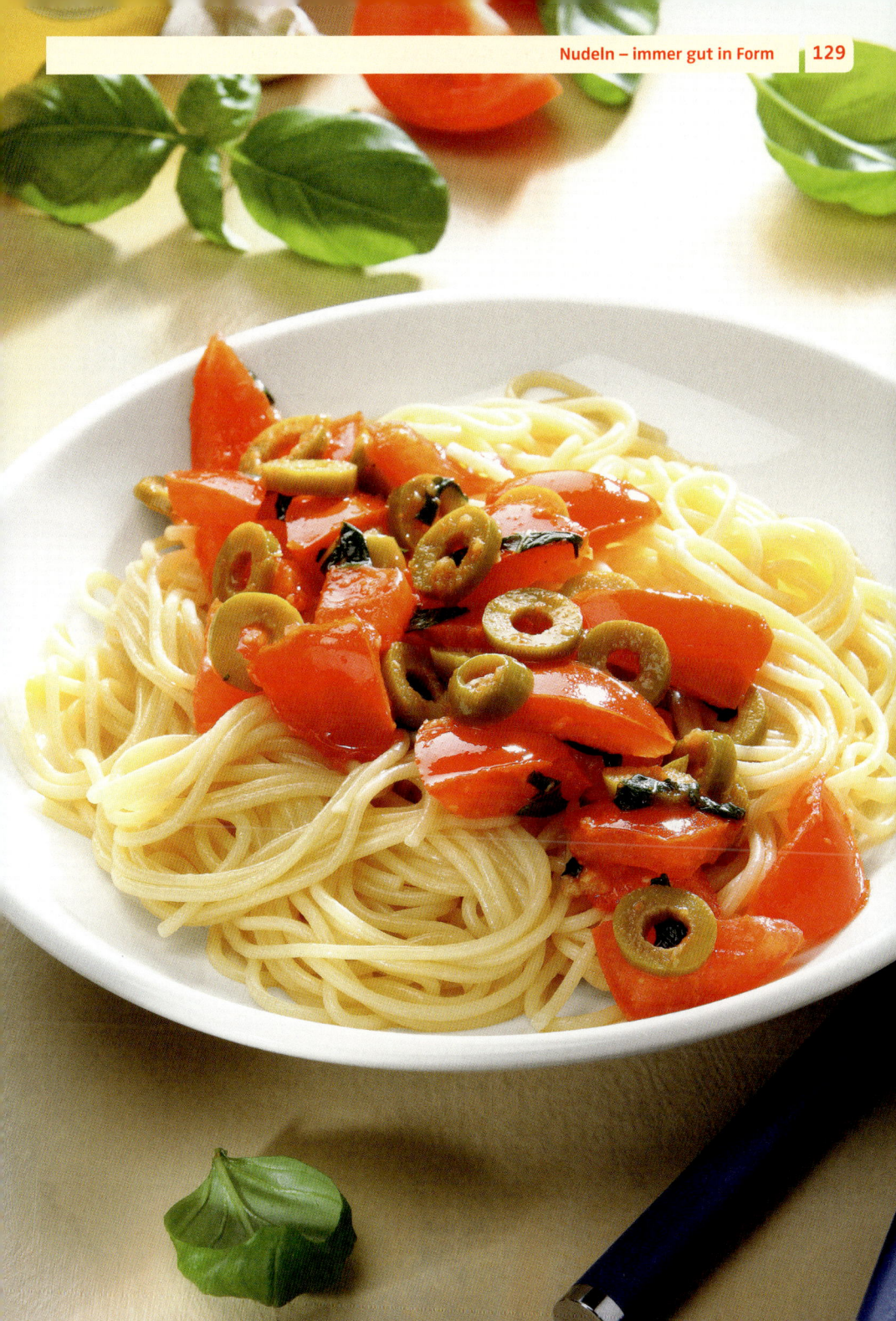

Nudeln mit Sahnelinsen
einfach, fettarm

Zubereitungszeit: 30 Minuten	
Eine Portion enthält:	
682 kcal	115 g Kohlenhydrate
27 g Eiweiß	9 g Ballaststoffe
13 g Fett	

Zutaten für 4 Portionen

500 g grüne Nudeln

1 EL Olivenöl

1 Zwiebel (klein gewürfelt)

1 Knoblauchzehe (zerdrückt)

500 ml Gemüsebrühe

150 g getrocknete rote Linsen

1 TL getrocknete Kräuter der Provence

100 g Sahne (vegan: Sojasahne)

2 EL Zitronensaft

Zubereitung

1   Zwiebel und Knoblauch im Öl anschwitzen und mit der Brühe ablöschen.

2   Linsen und Kräuter zugeben, 15 Minuten im geschlossenen Topf köcheln.

3   Währenddessen die Nudeln nach Packungsanweisung kochen.

4   Sahne und Zitronensaft unterrühren und die Linsen mit den Nudeln servieren.

> **TIPP**
>
> Rote Linsen garen schneller als viele ihrer Verwandten. Das liegt daran, dass sie bereits geschält sind. Außerdem müssen Sie rote Linsen vor dem Kochen nicht einweichen. Sie eignen sich also ideal für die schnelle Küche.

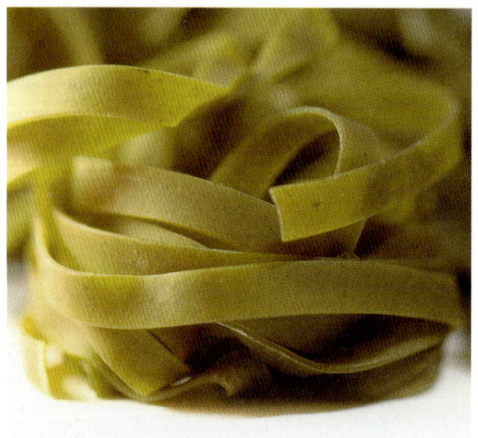

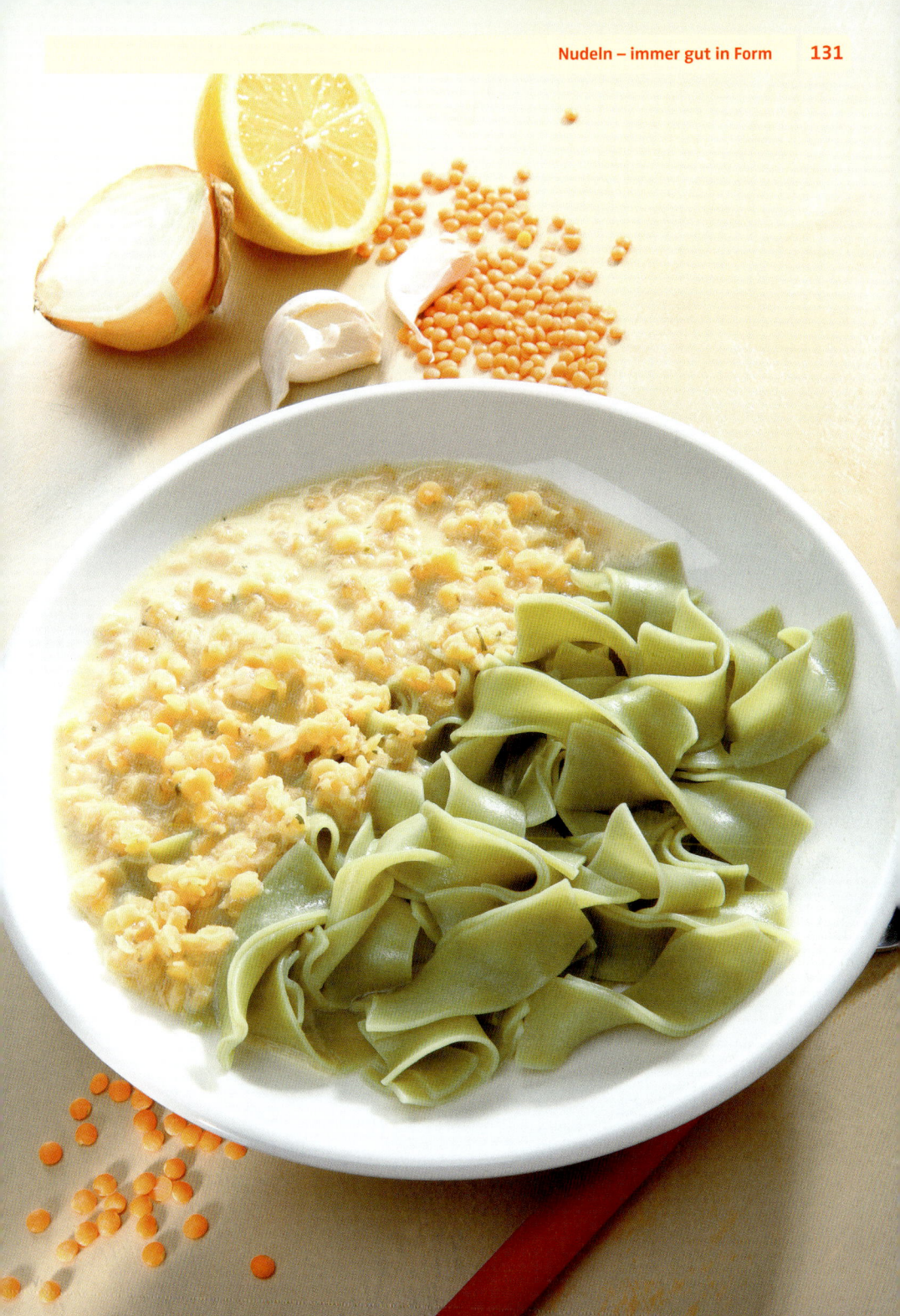

Spiralen mit Grünkern-Tomaten-Soße

einfach, fettarm

Zubereitungszeit: 45 Minuten	
Eine Portion enthält:	
565 kcal	91 g Kohlenhydrate
16 g Eiweiß	3 g Ballaststoffe
13 g Fett	

Zutaten für 5 Portionen

500 g Spiralnudeln oder Maccheroncini

4 EL Olivenöl

1 Zwiebel (gewürfelt)

1 Knoblauchzehe (zerdrückt)

100 g Möhren (grob geraspelt)

1 große Dose Tomaten (800 g)

75 g Grünkernschrot

70 g Tomatenmark 3-fach konzentriert

50 g Sahne (vegan: Sojasahne)

2 TL Gemüsebrühpulver

1 TL getrocknete Kräuter der Provence

1 TL Salz

Zubereitung

1   Die Nudeln nach Packungsanweisung kochen.

2   Zwiebel, Knoblauch und Möhren im Öl anschwitzen. Die Tomaten zugeben und mit einem Kartoffelstampfer zerkleinern.

3   250 ml Wasser und die übrigen Zutaten zugeben und 30 Minuten im geschlossenen Topf köcheln.

TIPP

Servieren Sie dazu geriebenen Parmesan.

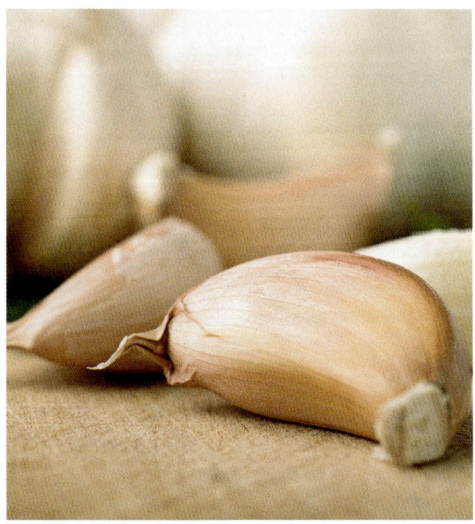

Spätzle

aufwendiger, fettarm

Zubereitungszeit: 30 Minuten

Eine Portion enthält:

411 kcal	72 g Kohlenhydrate
17 g Eiweiß	6 g Ballaststoffe
6 g Fett	

Zutaten für 4 Portionen

200 g Mehl Type 405

200 g Hartweizengrieß

(vegan: 200 g Maismehl)

3 Eier (vegan: 150 ml Sojasahne,

verrührt mit 2 g Bindobin)

150 ml Milch, 1,5 % Fett

(vegan: 100 ml Wasser)

1 TL Salz

½ TL Muskatpulver

Zubereitung

1 Alle Zutaten kräftig verschlagen.

2 Den Teig durch eine Spätzlepresse in einen Topf mit viel kochendem Wasser drücken. Die Spätzle sind fertig, sobald sie an der Oberfläche schwimmen.

Käsespätzle

Die fertigen, noch heißen Spätzle abwechselnd mit 200 g geriebenem Emmentaler in eine gefettete, vorgewärmte Form schichten und sofort servieren. Dazu schmecken gebräunte Zwiebelringe (500 g Zwiebeln, 50 g Margarine).

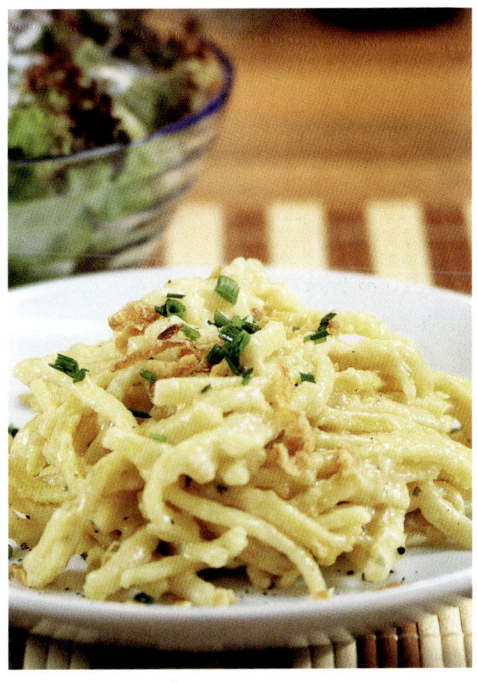

GEMÜSE – VIELFÄLTIG UND PUR WIE DIE NATUR

In diesem Kapitel lernen Sie, kräftige Gemüse auch ohne Speck und Pinkel schmackhaft zuzubereiten und zartem Gemüse eine interessante Note zu verleihen. Bereiten Sie Gemüse öfter auch mal roh zu. Ein Rohkostteller mit klein geschnittenen Möhren, Kohlrabi, Radieschen, Tomaten, Salatgurke und Paprika ist ebenso wie ein bunter Obstteller ein supergesunder Snack, bei dem auch Kinder gerne zugreifen. Eine gute Portion Rohkost kann mit einer Brot- oder Brötchenbeilage auch einmal die warme Mittagsmahlzeit ersetzen. Wie wäre es zum Beispiel mal mit Salattaschen, einer fleischfreien Dönervariante?

Hülsenfrüchte und Kohl zählen ebenfalls zum Gemüse. Da sie in der vegetarischen Ernährung aber einen besonders wichtige Rolle spielen, haben sie sich jeweils ein eigenes Rezeptkapitel verdient. Weitere ebenso leckere wie einfache Gemüserezepte finden Sie im Buch „Vitalfasten" (siehe Buchtipp im Anhang).

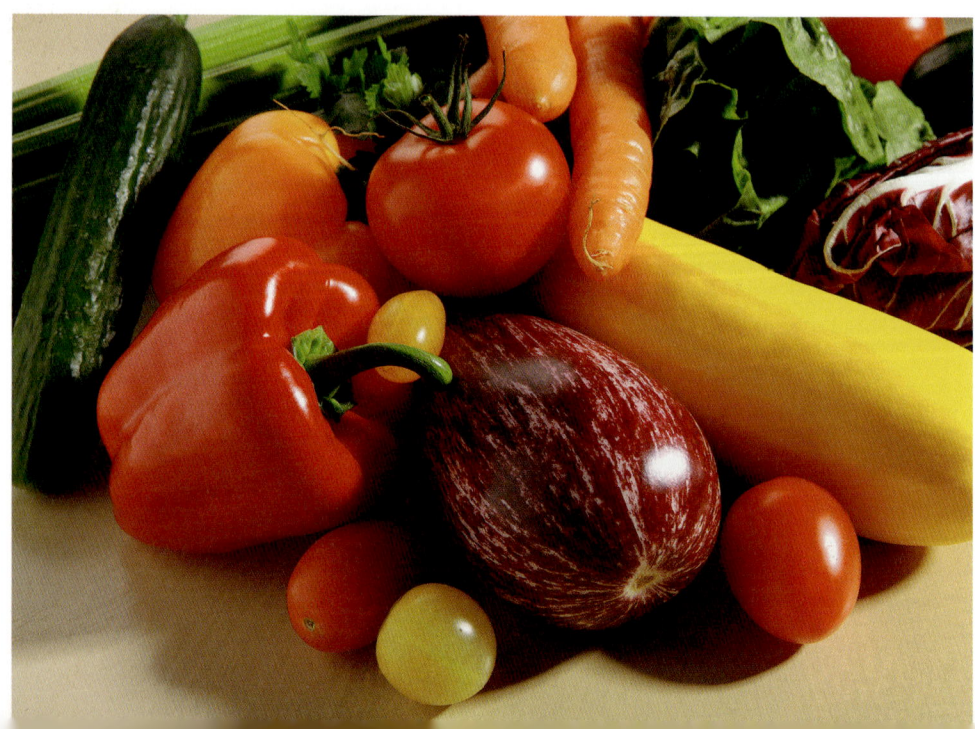

Zucchini-Eintopf
einfach, fettreich

Zubereitungszeit: 40 Minuten

Eine Portion enthält:

478 kcal	36 g Kohlenhydrate
10 g Eiweiß	6 g Ballaststoffe
32 g Fett	

Zutaten für 4 Portionen

2 EL Olivenöl

250 g Zwiebeln (in Ringen)

650–700 g Zucchini (gewürfelt)

500 g Kartoffeln (gewürfelt)

500 ml Gemüscbrühe

200 g Sahne (vegan: Sojasahne)

1 Eigelb (vegan: Eigelb weglassen)

1 gehäufter EL Senf, 1 TL Salz

25 g TK-Schnittlauch

3 EL Mehl Type 405 (40 g)

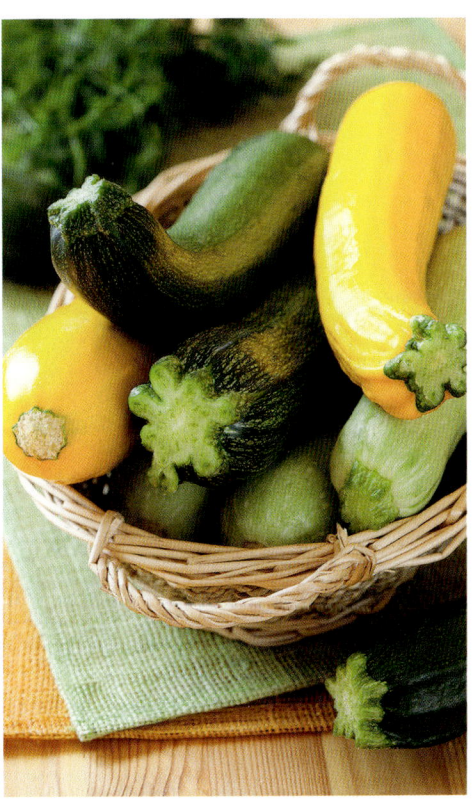

Zubereitung

1   Zwiebeln im Öl anschwitzen. Zucchini und Kartoffeln kurz mitschwitzen, dann mit der Brühe ablöschen und im geschlossenen Topf köcheln, bis die Kartoffeln gar sind (ca. 20 Minuten).

2   Den Topf vom Herd nehmen, Zutaten von Sahne bis Schnittlauch verquirlen, in den Eintopf rühren, jedoch nicht mehr kochen. Dann nach und nach mit einem Schneebesen das Mehl einrühren.

Kürbiseintopf

Zucchini durch Hokkaido-Kürbis (mit der Schale) ersetzen; Mehl weglassen, da der Kürbis selbst ausreichend andickt.

Rübeneintopf

Zucchini durch Steckrübe oder Kohlrabi ersetzen.

Schwarzwurzelsuppe
einfach, fettmoderat

Zubereitungszeit: 10 Minuten

Eine Portion enthält:

135 kcal	5 g Kohlenhydrate
5 g Eiweiß	< 1 g Ballaststoffe
11 g Fett	

Zutaten für 4 Portionen als Vorspeise

1 Glas Schwarzwurzeln

(mit der Flüssigkeit, 540 g)

250 ml Milch, 1,5 % Fett (vegan: Sojasahne)

2 TL Gemüsebrühpulver

100 g Sahne (vegan: 100 ml Wasser)

1 Eigelb (vegan: Eigelb weglassen)

Zubereitung

1   Die Schwarzwurzeln in ihrer Flüssigkeit pürieren. Milch und Brühpulver zugeben, kurz aufkochen und dann vom Herd nehmen.

2   Sahne und Eigelb verschlagen und in die Suppe rühren, jedoch nicht mehr kochen.

Zucchinigemüse
einfach, fettarm

Zubereitungszeit: 15 Minuten

Eine Portion enthält:

164 kcal	6 g Kohlenhydrate
4 g Eiweiß	2 g Ballaststoffe
14 g Fett	

Zutaten für 4 Portionen

2 EL Olivenöl

1 Zwiebel (klein gewürfelt)

600 g Zucchini (in Scheiben)

100 ml 10%ige Kondensmilch

(vegan: Sojasahne)

½ TL Salz

2 EL TK-Dill

3 TL körniger Senf

Zubereitung

1   Zwiebel und Zucchini im Öl anschwitzen. 100 ml Wasser, Kondensmilch und Salz zugeben und 5 Minuten im offenen Topf köcheln.

2   Zum Schluss die restlichen Zutaten unterrühren.

Variation

Zucchini durch gestiftelte Kohlrabi oder Pastinake ersetzen (dann jedoch aufgrund der längeren Garzeit – ca. 15 Minuten – im geschlossenen Topf köcheln).

Zucchinipfanne
Kolokithakia tiganites, griechisch
einfach, fettmoderat

Zubereitungszeit: 30 Minuten

Eine Portion enthält:
613 kcal, 27 g Eiweiß   71 g Kohlenhydrate
24 g Fett   3 g Ballaststoffe

Zutaten für 3 Portionen
250 g bunte Nudeln
1 EL Margarine (25 g)
1 Gemüsezwiebel (in Ringen)
1 Knoblauchzehe (zerdrückt)
500 g Zucchini (in Scheiben)
¾ TL Salz
1 TL getrockneter Oregano
½ TL getrockneter Thymian
200 g Feta (gewürfelt;
vegan: 30 g geröstete Pinienkerne)

Zubereitung
1 Die Nudeln nach Packungsanweisung kochen und abtropfen lassen.
2 Die Zwiebel im Öl etwas bräunen, 100 ml Wasser und Zutaten bis einschließlich Thymian zugeben, in geschlossener Pfanne köcheln, bis die Zucchini bissfest gegart sind (ca. 5 Minuten).
3 Nudeln und Feta unterheben und nur noch kurz erhitzen.

Paprikapfanne

Für diese herzhafte Variante nehmen Sie 250 g Vollkornnudeln, 500 g bunte Paprika (Garzeit dann 10–15 Minuten) und eingelegten Feta aus dem Glas.

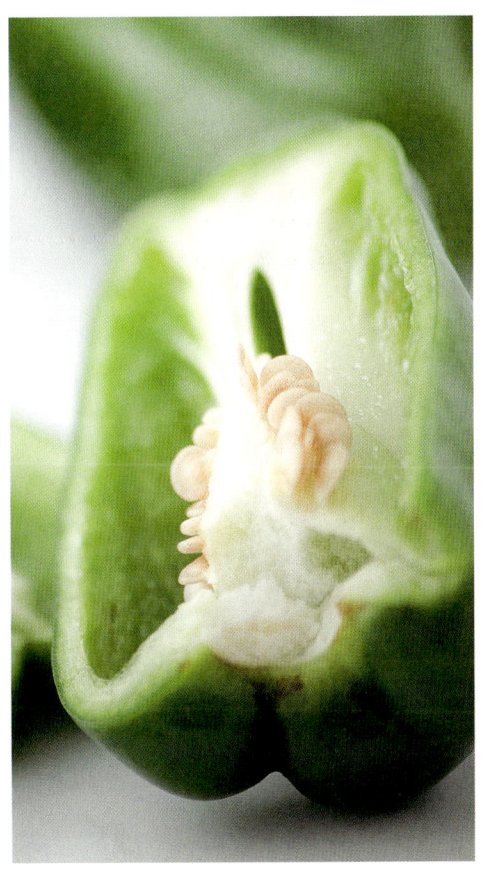

Salattaschen

vegetarische „Döner"
aufwendiger, fettmoderat

Zubereitungszeit: 30 Minuten

Ein Stück enthält:

539 kcal	69 g Kohlenhydrate
17 g Eiweiß	7 g Ballaststoffe
22 g Fett	

Zutaten für 4 Stück

3 EL Olivenöl

1 Tütchen Salatfix (z. B. Knorr Salatkrönung)

400 g Möhren (grob geraspelt)

100 g Feta (klein gewürfelt;

vegan: Käse weglassen)

400 g Weißkohlsalat (Fertigprodukt)

eventuell 50 g Zucchini (in Streifen)

100 g Joghurtsalatcreme (vegan:

vegane Salatcreme, siehe Rezept S. 184)

1 Fladenbrot (500 g)

Zubereitung

1   Olivenöl, 3 EL Wasser und Salatfixpulver in einer Schüssel mischen, Möhren und Feta unterheben.

2   Den Weißkohlsalat abtropfen, ausdrücken, mit Zucchini und Salatcreme mischen.

3   Das Fladenbrot vierteln, jedes Viertel von der Spitze her aufschneiden, den Rand jedoch stehen lassen. Diese Fladenbrottaschen 10 Minuten bei 200 °C Heißluft backen (Gitterrost, mittlere Ebene).

4   In jede Fladentasche eine Portion Möhrensalat und eine Portion Krautsalat füllen.

TIPP

Die Döner werden in eine Serviette oder in ein Küchenpapier gesteckt und aus der Hand gegessen.

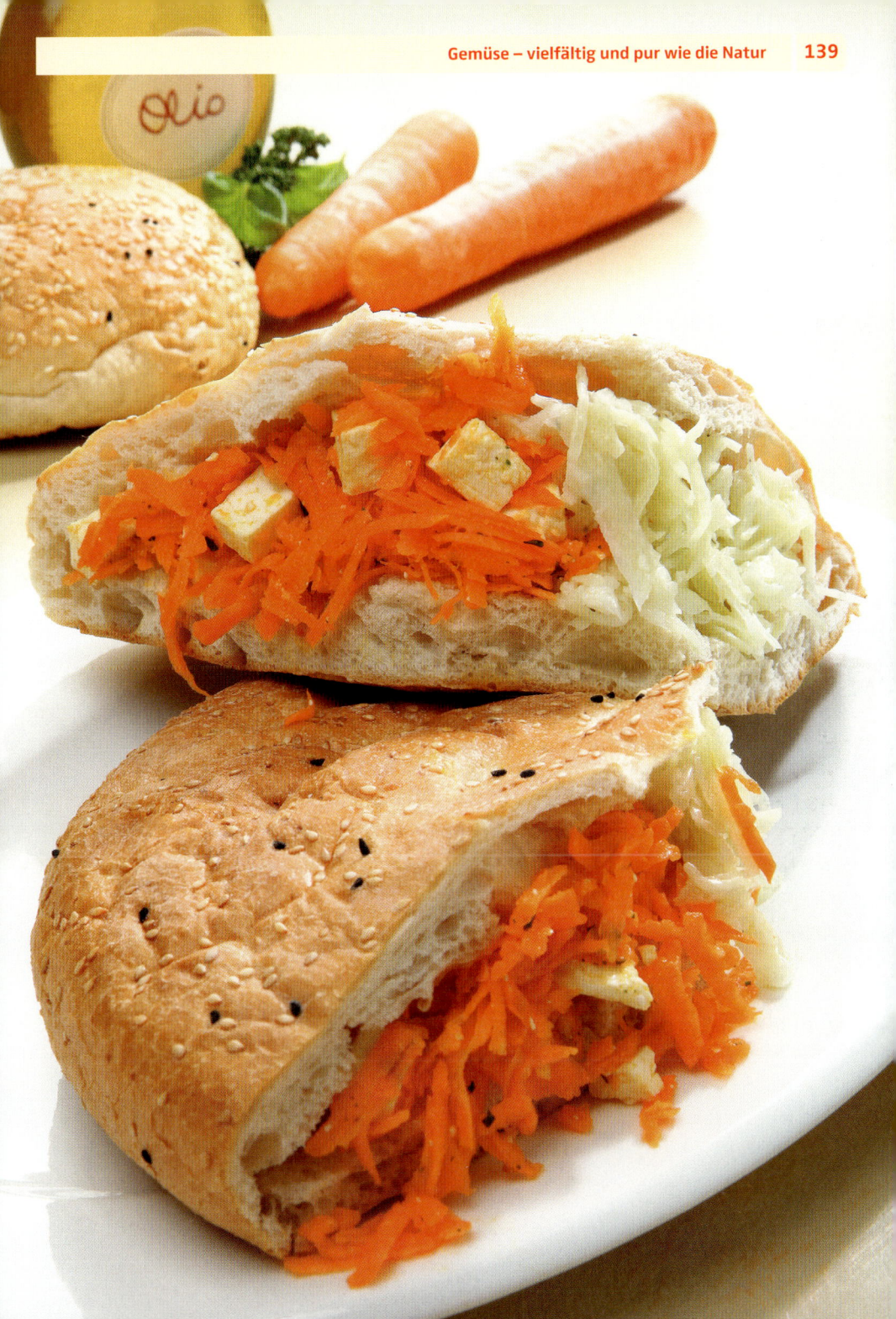

Graupengemüse
aufwendiger, fettarm

Zubereitungszeit: 40 Minuten	
Eine Portion enthält:	
151 kcal	24 g Kohlenhydrate
5 g Eiweiß	5 g Ballaststoffe
4 g Fett	

Zutaten für 4 Portionen als Beilage

1 EL Olivenöl

200 g Staudensellerie (in Scheiben) oder Gemüsezwiebel (grob gewürfelt)

250 g Möhren (in Scheiben)

100 g Perlgraupen

350 ml Gemüsebrühe

75 g Kräuterschmelzkäse (vegan: Sojasahne oder cremige Kokosmilch)

25 g TK-Schnittlauch

¼ TL schwarzer Pfeffer

1 Glas Schwarzwurzeln (abgetropft, etwas kleiner geschnitten, 320 g)

Zubereitung

1   Sellerie und Möhren im Öl anschwitzen, die Graupen kurz mitschwitzen, mit der Brühe ablöschen und im geschlossenen Topf 20 Minuten köcheln.

2   Den Käse zugeben und unter Rühren schmelzen lassen. Dann die restlichen Zutaten zugeben.

Graupeneintopf

Vor dem Servieren nochmals 500 ml Gemüsebrühe zugeben.

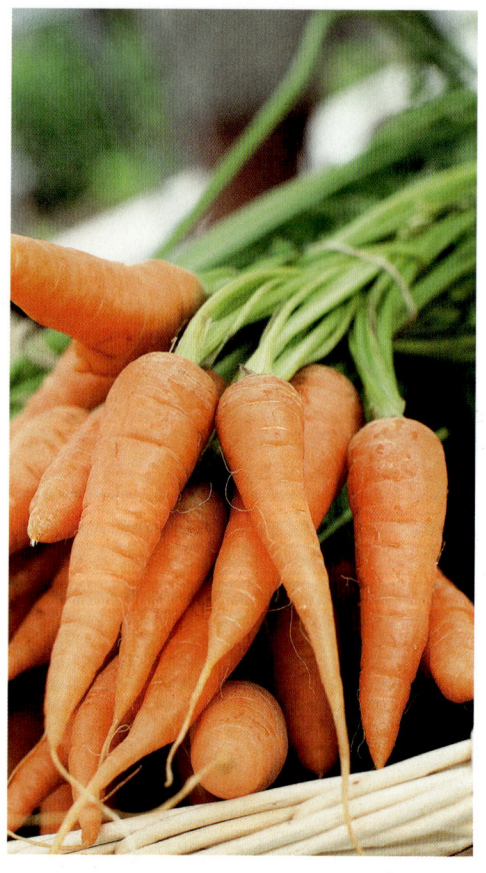

HÜLSENFRÜCHTE – NICHT DIE BOHNE LANGWEILIG

Es gibt sie in verschiedensten Formen und Farben – weiß, rot, grün, schwarz oder gelb. Eines haben die meisten von ihnen gemeinsam: Sie sind reich an Eiweiß und Ballaststoffen, dagegen arm an Fett. So ideal ausgestattet stehlen die kleinen Früchtchen jeder Fleischware im Handumdrehen die Schau!

In Italien kombiniert man gerne Hülsenfrüchte mit Teigwaren – dieses leckere Tandem verspricht eine besonders gute Nährstoffausbeute. Auch die Kidneybohne hat es in sich: Aus der Dose peppt sie zum Beispiel grünen Salat auf.

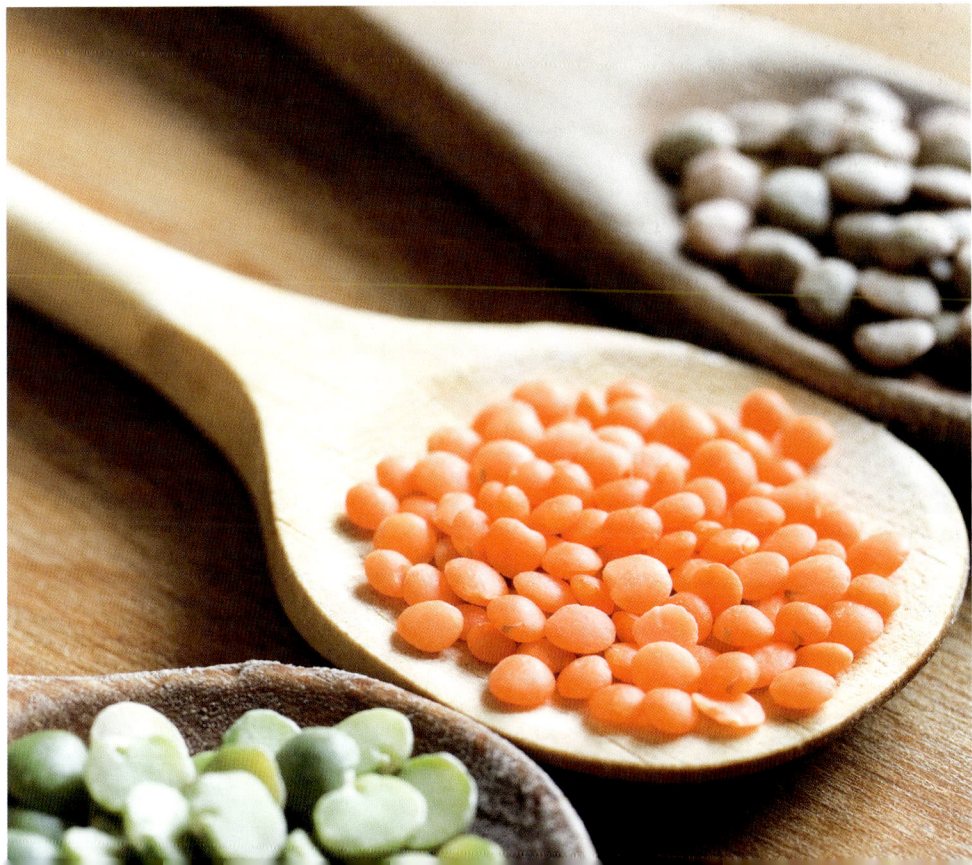

Erbsenbulgur
einfach, fettarm

Zubereitungszeit: 15 Minuten	
Eine Portion enthält:	
198 kcal	28 g Kohlenhydrate
7 g Eiweiß	7 g Ballaststoffe
8 g Fett	

Zutaten für 5 Portionen

500 ml Gemüsebrühe

200 g Bulgur

200 g TK-Erbsen (aufgetaut)

30 g Butter

(vegan: 50 g Margarine oder Albaöl)

50 g geriebener Parmesan

(vegan: Käse weglassen)

½ TL Salz

Zubereitung

1 Die Gemüsebrühe aufkochen, Bulgur und Erbsen zugeben und im geschlossenen Topf leise köcheln und quellen lassen (dauert bei feinem Bulgur nur wenige Minuten).

2 Den Topf vom Herd nehmen und eventuell noch zum weiteren Ausquellen stehen lassen.

3 Vor dem Servieren die restlichen Zutaten unterrühren.

Risi pisi
Den Bulgur durch Parboiled Reis ersetzen.

TIPPS
Mit einem Sichel-Eisportionierer je 2 Kugeln pro Teller anrichten. Dazu passen Bratlinge und eine der leckeren Bechamelsoßen-Variationen von S. 182.

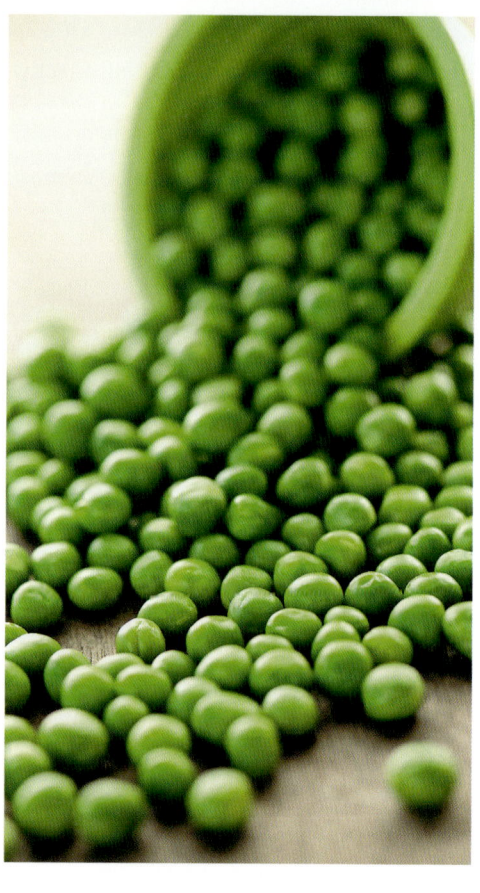

Bohnenragout

Salsa di pomodori e fagioli, italienisch
aufwendiger, fettmoderat

Zubereitungszeit: 30 Minuten

Eine Portion enthält:

160 kcal	10 g Kohlenhydrate
4 g Eiweiß	3 g Ballaststoffe
16 g Fett	

Zutaten für 6 Portionen

2 EL Olivenöl

1 Zwiebel (klein gewürfelt)

2 Knoblauchzehen (zerdrückt)

1 große Dose Tomaten (mit dem Saft)

1 kleine Dose weiße Bohnen
(mit dem Saft, 400 g)

20 g Kapern (klein geschnitten)

1 Lorbeerblatt

1 TL getrockneter Rosmarin

1 TL Salz

¼ TL schwarzer Pfeffer

4 EL Olivenöl zum Würzen

TIPP UND HINWEIS

Dazu schmecken Spaghetti oder grüne
Bandnudeln und geriebener Parmesan.
Oder servieren Sie dazu Zucchinitagliatelle:
500 g Bandnudeln kochen und während der
letzten 2 Minuten 300 g lange Zucchini-
streifen (Sparschäler) zugeben, mit den
Nudeln verrühren und zusammen abgießen.

Zubereitung

1 Zwiebel und Knoblauch im Öl anschwitzen. Die Tomaten zugeben und mit
einem Kartoffelstampfer zerkleinern. Weitere Zutaten bis einschließlich Pfeffer zugeben und alles 20 Minuten im offenen
Topf köcheln lassen.

2 Das Olivenöl erst direkt vor dem Servieren unterrühren.

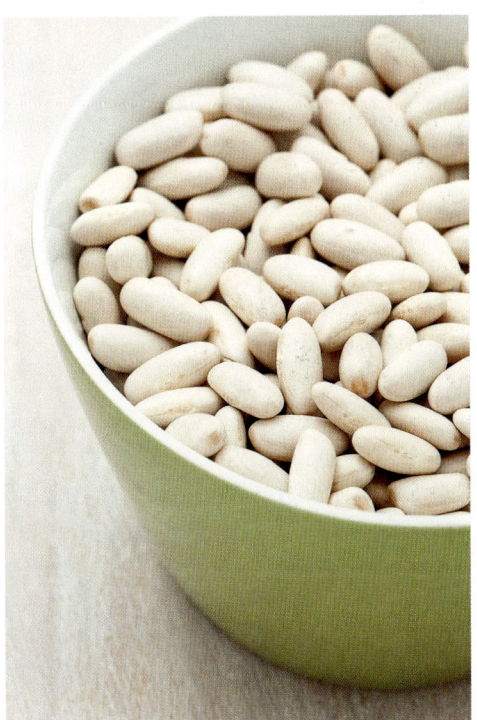

Linsenexpress
einfach, fettmoderat

Zubereitungszeit: 30 Minuten

Eine Portion enthält:

436 kcal	50 g Kohlenhydrate
17 g Eiweiß	3 g Ballaststoffe
18 g Fett	

Zutaten für 4 Portionen

1 TL Gemüsebrühpulver

1 Tetrapak Tomatenpüree (500 g)

1 große Dose „Linsen mit Suppengrün"
(mit der Flüssigkeit, 800 g)

200 g Sahne (vegan: Sojasahne)

1 TL Salz

150 g Gabelspaghetti (roh)

25 g TK-Petersilie

Zubereitung

1 Zutaten bis Salz mit 250 ml Wasser in einen großen Topf geben und aufkochen.

2 Die Nudeln zugeben und alles zusammen im geschlossenen Topf köcheln, bis die Nudeln weich sind (ca. 20 Minuten).

3 Vor dem Servieren die Petersilie unterrühren.

Variation

Sahne durch 100 g Schmand und 100 g saure Sahne ersetzen (dann 12 g Fett pro Portion).

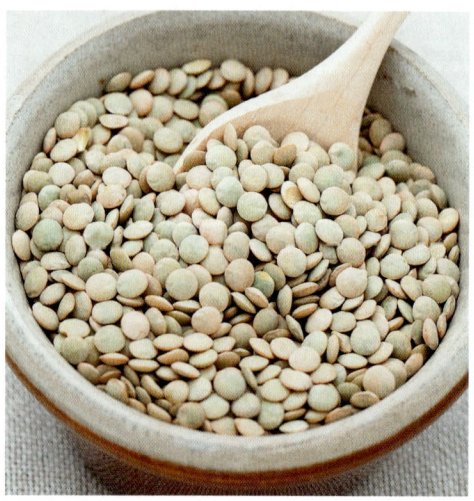

TIPP UND HINWEIS

Dazu passen Roggen- oder Vollwertbrötchen. Die vegane Variante ist fettarm (11 g Fett pro Person).

Tomatensuppe mit Bohnen

einfach, fettarm

Zubereitungszeit: 15 Minuten	
Eine Portion enthält:	
248 kcal	30 g Kohlenhydrate
11 g Eiweiß	14 g Ballaststoffe
9 g Fett	

Zutaten für 3 Portionen

1 große Dose Tomaten (mit dem Saft, 800 g)

100 g Schmand (vegan: Sojasahne)

1 EL Tomatenmark 3-fach konzentriert

1 TL Salz

1 EL Zucker

1 gestrichener TL scharfes Paprikapulver

1 kleine Dose „Gebackene Bohnen in Tomatensoße" (mit dem Saft, 425 g)

Zubereitung

1 Alle Zutaten bis auf die Bohnen in einen Topf geben und mit einem Kartoffelstampfer grob zerstampfen.

2 Nun die Bohnen zugeben, die Suppe im geschlossenen Topf aufkochen und dann im offenen Topf einige Minuten köcheln lassen.

Currylinsen

einfach, fettarm

Zubereitungszeit: 20 Minuten	
Eine Portion enthält:	
298 kcal	35 g Kohlenhydrate
15 g Eiweiß	3 g Ballaststoffe
11 g Fett	

Zutaten für 4 Portionen

2 EL Olivenöl

3 Zwiebeln (grob gewürfelt)

1 großer Apfel (grob gewürfelt)

1 große Dose „Linsen mit Suppengrün" (mit der Flüssigkeit, 800 g)

100 ml Sojasahne

1 TL Salz

1 TL getrockneter Thymian

1 gehäufter TL Kurkuma (oder Curry)

¼ TL schwarzer Pfeffer

Zubereitung

1 Zwiebeln und Apfel im Öl anschwitzen.

2 Übrige Zutaten zugeben und ca. 15 Minuten im offenen Topf köcheln.

TIPP
Dazu schmecken Spätzle.

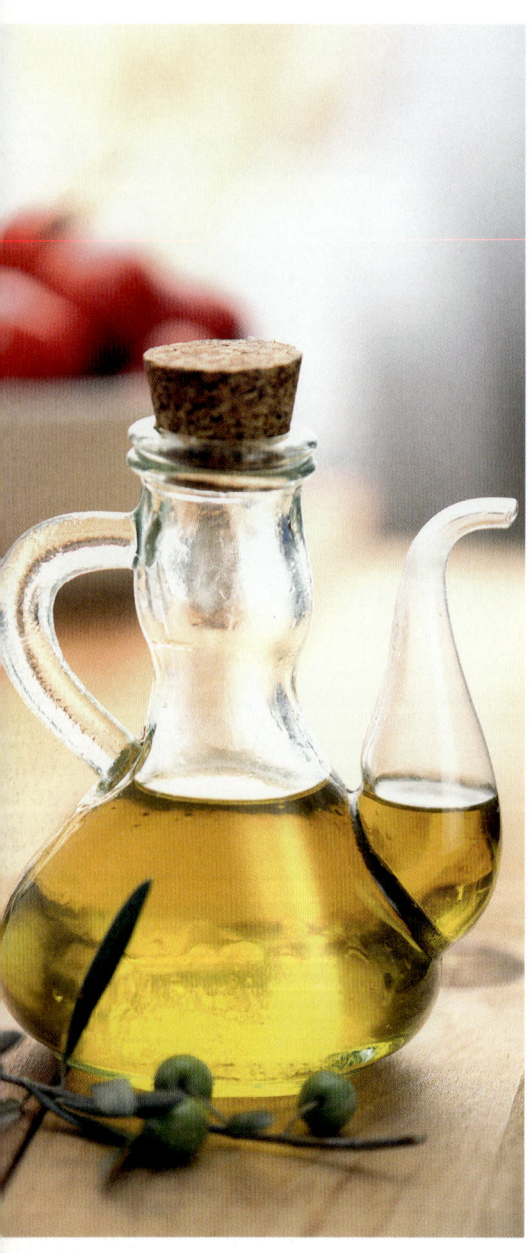

Spanischer Bohnensalat
einfach, fettmoderat

Zubereitungszeit: 30 Minuten

Eine Portion enthält:

361 kcal	23 g Kohlenhydrate
19 g Eiweiß	13 g Ballaststoffe
22 g Fett	

Zutaten für 4 Portionen

3 EL Olivenöl

2 EL brauner Balsamicoessig

1 kleine Zwiebel (klein geschnitten)

1 Knoblauchzehe (zerdrückt)

¼ TL schwarzer Pfeffer

1 großes Glas weiße Bohnen
(abgetropft, 425 g)

300 g Tomaten (gewürfelt)

30 grüne Oliven (80 g, halbiert)

200 g Feta (gewürfelt) (vegan: Dosenmais)

Zubereitung
Aus den Zutaten bis einschließlich Pfeffer ein Dressing rühren und dann die übrigen Zutaten unterheben.

Kichererbsensalat

Weiße Bohnen durch Kichererbsen aus der Dose ersetzen.

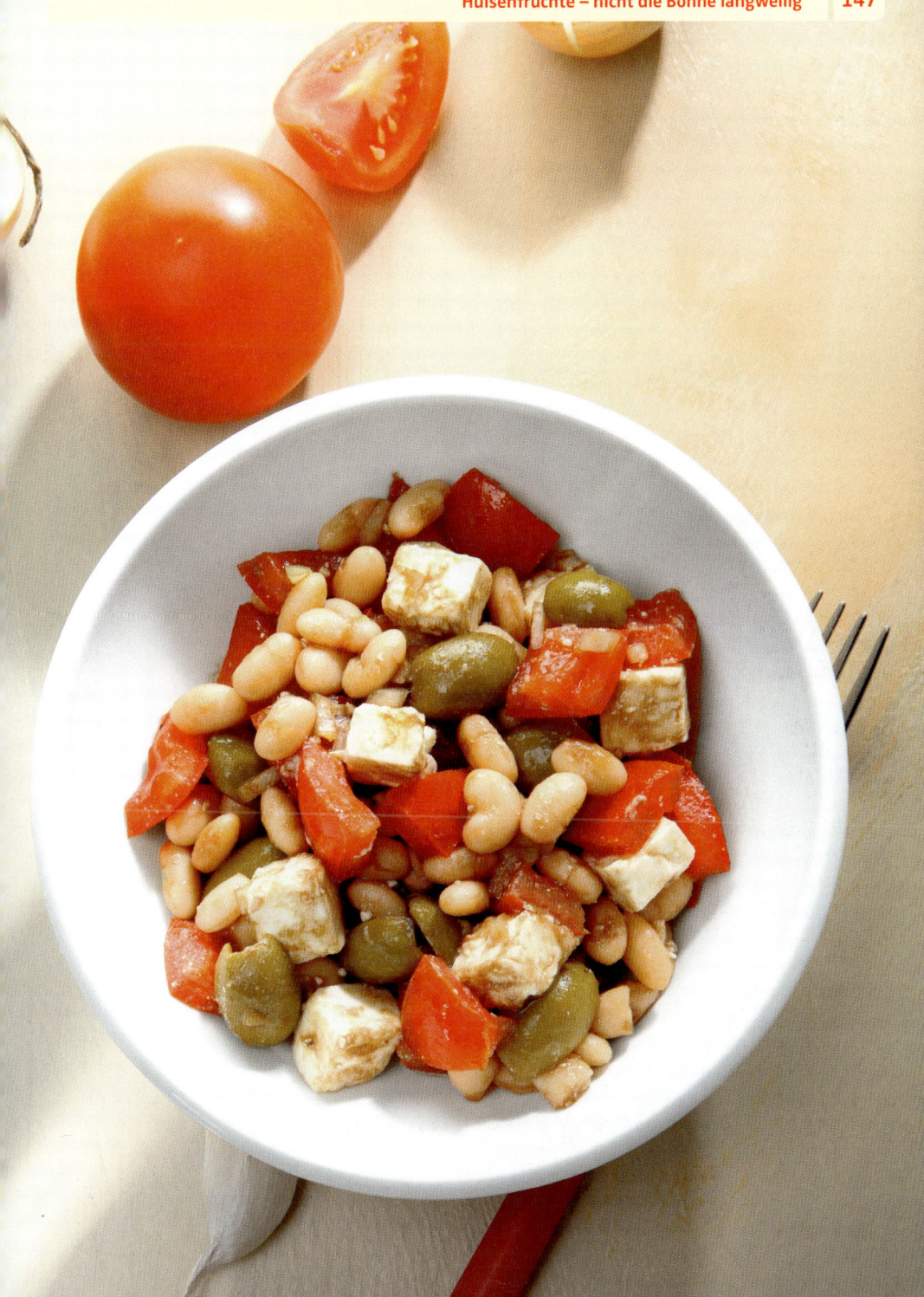

Erbsencremesuppe

einfach, fettarm

Zubereitungszeit: 15 Minuten	
Eine Portion enthält:	
286 kcal	34 g Kohlenhydrate
16 g Eiweiß	15 g Ballaststoffe
10 g Fett	

Zutaten für 4 Portionen

1 TL Olivenöl

1 Zwiebel (klein gewürfelt)

1 Knoblauchzehe (zerdrückt)

1 große Dose „Gelbe Erbsen mit Suppengrün"
(mit der Flüssigkeit, 800 g)

100 g Schmand (vegan: Sojasahne)

4 gestrichene TL Gemüsebrühpulver

1 gestrichener TL Kurkuma

¼ TL schwarzer Pfeffer

25 g TK-Petersilie

Zubereitung

1 Zwiebel und Knoblauch im Öl anschwitzen.

2 500 ml Wasser und Zutaten bis einschließlich Pfeffer dazugeben, unter Rühren mit einem Schneebesen kurz aufkochen lassen und dann pürieren.

3 Vor dem Servieren die Petersilie unterrühren.

Variationen

10 g Ingwer klein schneiden und mit der Zwiebel anschwitzen, Petersilie dann weglassen.

Balsamicocreme auf die Suppenportionen oder auf den Tellerrand geben.

SOJABOHNE – KRAFTPAKET AUS DEM FERNEN OSTEN

Die Sojabohne ist eine Hülsenfrucht und liefert viel hochwertiges Eiweiß, weshalb sie zum Beispiel in Asien regelmäßig auf den Tisch kommt. In unseren Breiten ist sie weit weniger verbreitet und dann auch eher in Form von Sojaprodukten wie Sojakäse (Tofu), Sojagranulat, Sojamehl, Soja-drink, Sojaöl und Sojasoße. Sojagranulat ist besonders einfach zu handhaben und macht ab sofort dem Hackfleisch den Gar-aus: Mit Spaghetti, Tomatenpüree und Kondensmilch sind daraus etwa ganz schnell leckere vegetarische Spaghetti Bolognese (S. 126) gezaubert!

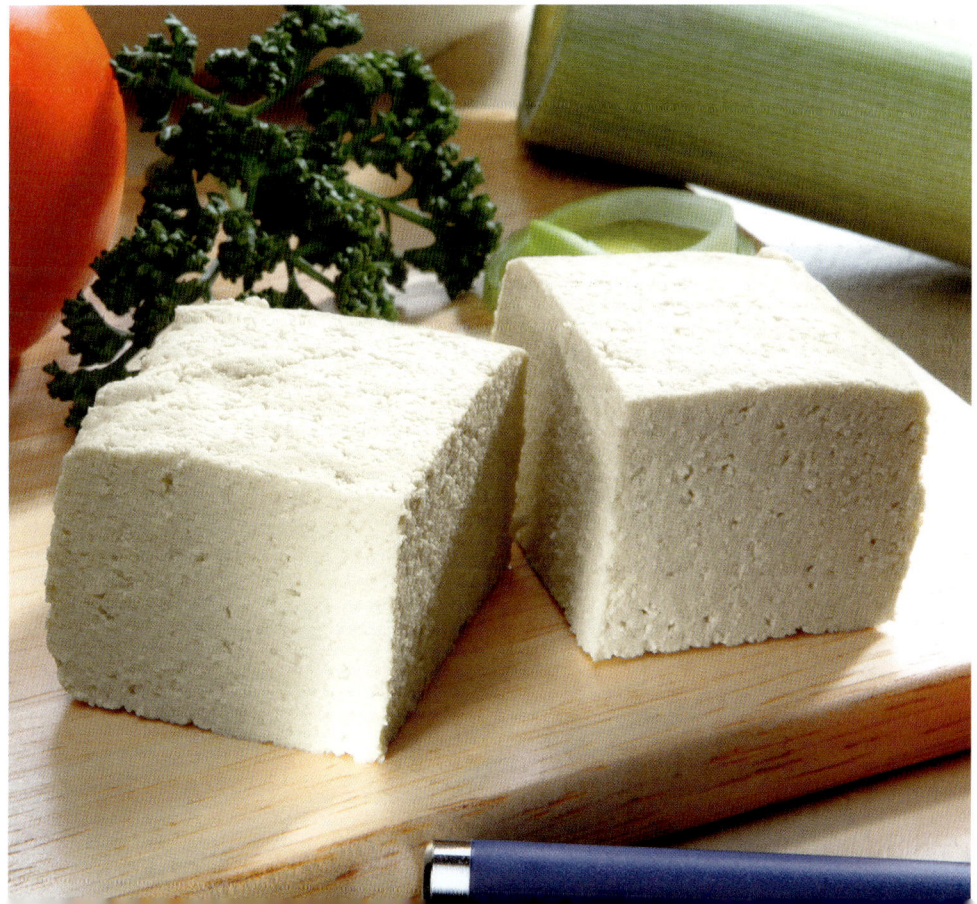

Lauchcremesuppe
einfach, fettmoderat

Zubereitungszeit: 30 Minuten

Eine Portion enthält:

262 kcal	10 g Kohlenhydrate
11 g Eiweiß	4 g Ballaststoffe
18 g Fett	

Zutaten für 4 Portionen

1 EL Olivenöl

200 g Gemüsezwiebel (klein gewürfelt)

300 g Porree (in Ringen)

1,5 l Gemüsebrühe

250 g frische Champignons (in Scheiben)

200 g Sahne (vegan: Sojasahne)

150 g Sahneschmelzkäse (vegan: Sojasahne)

30 g Sojagranulat (trocken)

25 g TK-Petersilie

¼ TL schwarzer Pfeffer

Zubereitung

1 Die Zwiebel im Öl anschwitzen, dann den abgebrausten, tropfnassen Porree zugeben und zusammenfallen lassen.

2 Zutaten bis einschließlich Käse unterrühren und 10–15 Minuten im geschlossenen Topf köcheln lassen.

3 Zum Schluss die restlichen Zutaten zufügen.

Sojacurry
einfach, fettmoderat

Zubereitungszeit: 15 Minuten

Eine Portion enthält:

290 kcal, 4 g Eiweiß	11 g Kohlenhydrate
21 g Fett	3 g Ballaststoffe

Zutaten für 3 Portionen

3 EL Olivenöl

150 g Zwiebeln (gewürfelt)

150 g Apfel (klein gewürfelt)

250 ml Gemüsebrühe

100 g Sahne (vegan: Sojasahne)

3 EL Sojagranulat (trocken)

3 gestrichene TL Kurkuma

1 TL Zitronensaft

½ TL Salz

¼ TL schwarzer Pfeffer

Zubereitung

Zwiebeln und Apfel im Öl anschwitzen. Restliche Zutaten zugeben und 5–10 Minuten im geschlossenen Topf köcheln lassen.

TIPPS

Dazu schmecken Parboiled Reis (oder Bulgur) und Blattsalat.
Wenn Sie Fett einsparen möchten, ersetzen Sie die Sahne durch 10%ige Kondensmilch (dann hat das Gericht 14 g Fett pro Person).

Tofudip
einfach, fettarm

Zubereitungszeit: 15 Minuten

100 g enthalten:

104 kcal	2 g Kohlenhydrate
4 g Eiweiß	2 g Ballaststoffe
9 g Fett	

Zutaten für 750 g
200–250 g Naturtofu (klein gewürfelt)

200 ml Sojasahne

3 TL Olivenöl

1 TL Salz

¼ TL schwarzer Pfeffer

2 gehäufte TL Senf

2 Knoblauchzehen (zerdrückt)

200 g Salatgurke (grob geraspelt)

25 g TK-Schnittlauch

Zubereitung
Tofu und Sojasahne mit dem Kartoffelstampfer oder Pürierstab gut vermischen, dann die übrigen Zutaten unterrühren.

TIPP

Dazu passen Pellkartoffeln und Tomatenscheiben.

Tofu-Zwiebel-Ragout
einfach, fettarm

Zubereitungszeit: 20 Minuten

Eine Portion enthält:

173 kcal	9 g Kohlenhydrate
9 g Eiweiß	2 g Ballaststoffe
11 g Fett	

Zutaten für 3 Portionen
1 EL Margarine

200 g Gemüsezwiebel (in Ringen)

1 P. Jägersoßenpulver

250 g mexikanisch gewürzter Tofu oder geräucherter Tofu (in Streifen)

Zubereitung
1 Zwiebel in der Margarine glasig schwitzen, 250 ml Wasser und Soßenpulver zugeben und einige Minuten köcheln lassen.

2 Tofu zugeben und in der Soße erhitzen.

TIPP

Dazu passen Pommes frites.

Kartoffelsalat mit Sprossen

aufwendiger, fettarm

Zubereitungszeit: 60 Minuten	
Eine Portion enthält:	
380 kcal	47 g Kohlenhydrate
10 g Eiweiß	6 g Ballaststoffe
15 g Fett	

Zutaten für 4 Portionen

1 kg fest kochende Kartoffeln

150 g Joghurtsalatcreme, 30 % Fett
(vegan: vegane Mayonnaise S. 184)

100 ml 10%ige Kondensmilch
(vegan: Sojadrink)

1 EL Senf (25 g)

1 EL Kräuteressig

1 TL Salz

1 gestrichener TL Ingwerpulver

1 große Zwiebel (klein gewürfelt)

160–180 g Mungobohnensprossen
(aus dem Glas, abgetropft)

Zubereitung

1 Pellkartoffeln kochen, abkühlen lassen, pellen und in Scheiben schneiden.

2 Zutaten von Salatcreme bis einschließlich Ingwerpulver mit 50 ml Wasser mit dem Schneebesen zu einem Dressing verschlagen, dann Zwiebel, Sprossen und Kartoffeln unterheben. Falls nötig noch mit ein wenig Wasser glatt rühren.

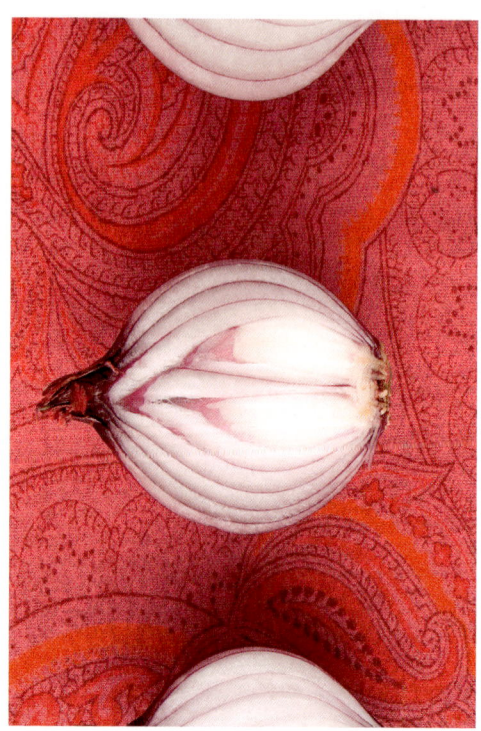

TIPP

Dazu passen vegetarische TK-Frühlingsrollen.

Tofugulasch

aufwendiger, fettarm

Zubereitungszeit: 40 Minuten

Eine Portion enthält:

174 kcal	9 g Kohlenhydrate
9 g Eiweiß	3 g Ballaststoffe
11 g Fett	

Zutaten für 6 Portionen

3 EL Olivenöl

2 Zwiebeln (grob gewürfelt)

1 rote Paprika (grob gewürfelt)

1 grüne Paprika (grob gewürfelt)

4 leicht gehäufte EL Paprikapulver edelsüß

1 gestrichener EL scharfes Paprikapulver

1 EL Gemüsebrühpulver

1 EL Mehl

1 EL getrockneter Majoran

½ TL Salz

3 EL Rotweinessig

2 EL Tomatenmark

(50 g, 3-fach konzentriert)

1 Glas Puszta-Salat (abgetropft, 190 g)

1 gestrichener EL Cumin

(Kreuzkümmelpulver)

1 P. Jägersoßenpulver

500 g mexikanisch gewürzter Tofu oder

geräucherter Tofu (grob gewürfelt)

Zubereitung

1 Zwiebeln und Paprika im Öl anschwitzen. Die Gewürze von Paprikapulver bis Salz mischen, über das Gemüse stäuben, kurz mitschwitzen.

2 750 ml Wasser zugeben und das Gemüse 15–20 Minuten im geschlossenen Topf köcheln.

3 Zum Schluss die restlichen Zutaten einrühren und noch einige Minuten köcheln.

TIPP

Dazu passen Nudeln oder Reis.

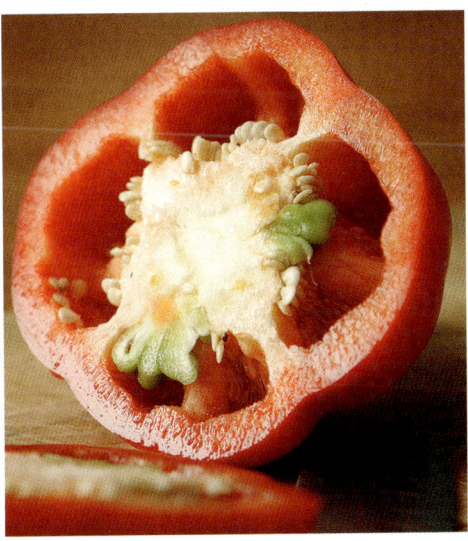

Tofu-Gemüse-Aufstrich
aufwendiger, fettarm

Zubereitungszeit: 60 Minuten

100 g enthalten:

149 kcal	6 g Kohlenhydrate
4 g Eiweiß	1 g Ballaststoffe
12 g Fett	

Zutaten für 375 g

125 g Naturtofu

ca. 150 ml Gewürzgurkenwasser

1 TL Margarine

30 g Möhre (grob geraspelt)

60 g Porree (in feinen Ringen)

100 g Joghurtsalatcreme
(vegan: vegane Mayonnaise S. 184)

30 g Gewürzgurke (in feinen kurzen Streifen)

2 EL TK-Petersilie

½ TL Salz

½ TL Senf

¼ TL schwarzer Pfeffer

Zubereitung

1   Den Tofu in eigroße Stücke schneiden, jedes Stück im Eierschneider einmal längs und einmal quer stifteln, in eine dicht abschließbare Schüssel geben, das Gewürzgurkenwasser zugeben und den Tofu für 30 Minuten beiseite stellen (die Schüssel ab und zu wenden). Danach abtropfen lassen.

2   Möhre und Porree 2–3 Minuten in der Margarine anschwitzen, dann abkühlen lassen.

3   Aus den restlichen Zutaten eine Marinade rühren, das abgekühlte Gemüse und den abgetropften Tofu unterheben.

4   Den Aufstrich in ein Schraubglas füllen und im Kühlschrank aufbewahren.

TIPP

Bereiten Sie den Aufstrich schon am Vortag zu, da er gut durchgezogen am besten schmeckt.

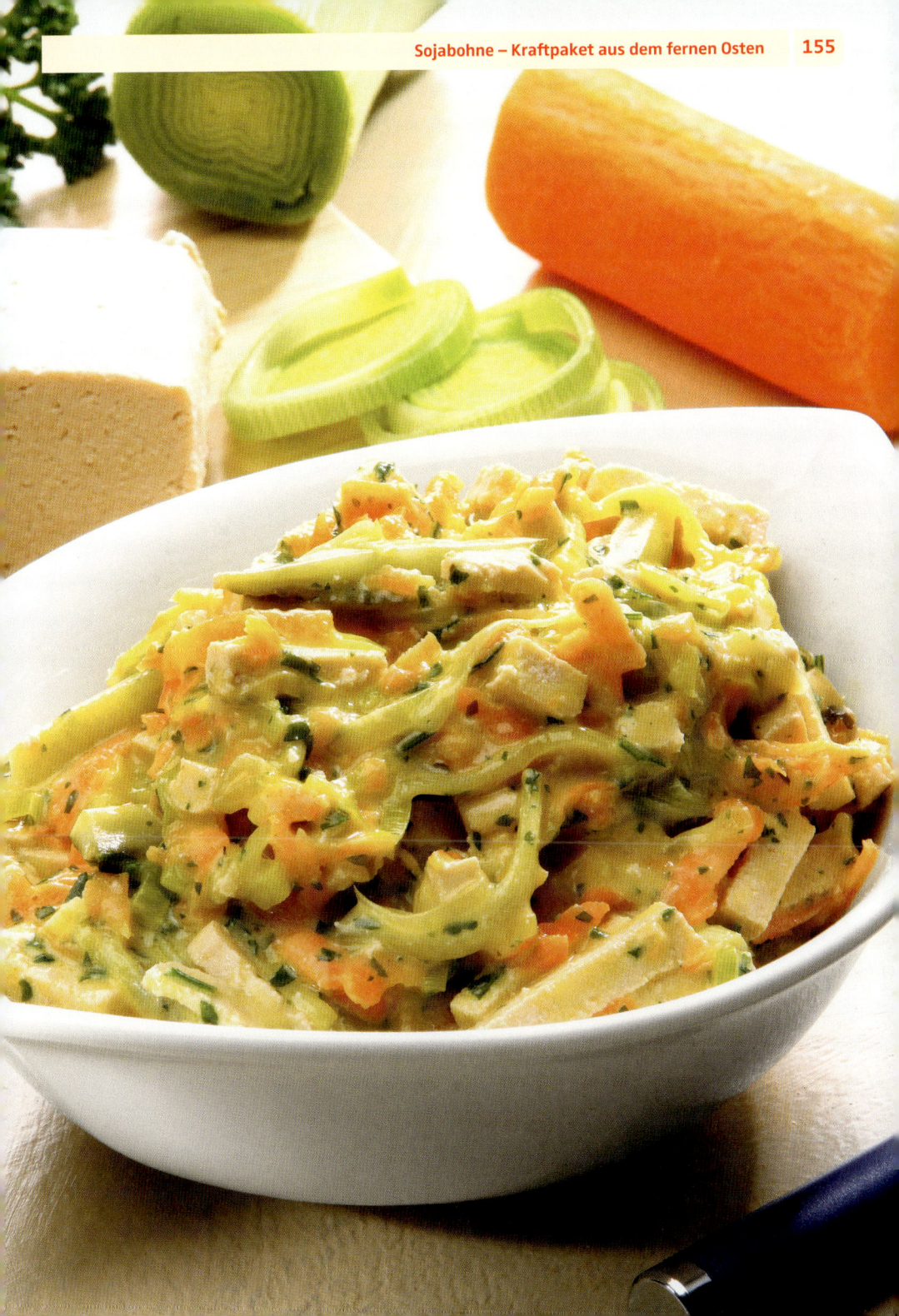

KOHL – DORNRÖSCHENSCHLAF ADE!

Im Mittelalter kam Kohl häufiger auf den Tisch. Leider wird er heute nicht mehr so wertgeschätzt, wie er es verdient hätte, denn zweifellos ist er eines der wirkungsvollsten Heilmittel der Natur. Kohl hat nur Gesundes im Kopf und gilt als Spitzenreiter, was sekundäre Pflanzenstoffe, Stärkung des Immunsystems, Schutz vor freien Radikalen und damit vor Krebs betrifft. Weißkohl, Rotkohl, Grünkohl, Wirsing, Rosenkohl, Kohlrabi und Brokkoli – es wird Zeit, dass wir sie aus ihrem „Kohlröschenschlaf" erwecken!

Gut gewürzt wird sich der Kohl auch ganz ohne Fleisch einen Stammplatz auf Ihrer Tafel erobern. Lassen Sie sich überraschen, wie lecker und zart Wirsing ist, und seien Sie gespannt auf Grünkohl in ungewöhnlicher, aber ausgesprochen delikater Kombination!

Gut zu wissen

Kümmel macht Kohl bekömmlich, doch nicht jeder mag auf Kümmelkörnern herumkauen. Gemahlener Kümmel hat denselben Effekt.

Rosenkohl enthält den Bitterstoff Sinigrin, der Kindern mit ihrem empfindlichen Geschmackssinn oft die Lust am Essen nimmt. Wenn Sie die Röschen fein schneiden und einige Minuten in Sahne dämpfen, schmecken sie gleich viel milder. Wegen seiner Bitterstoffe verweigern manche Kinder auch Brokkoli.

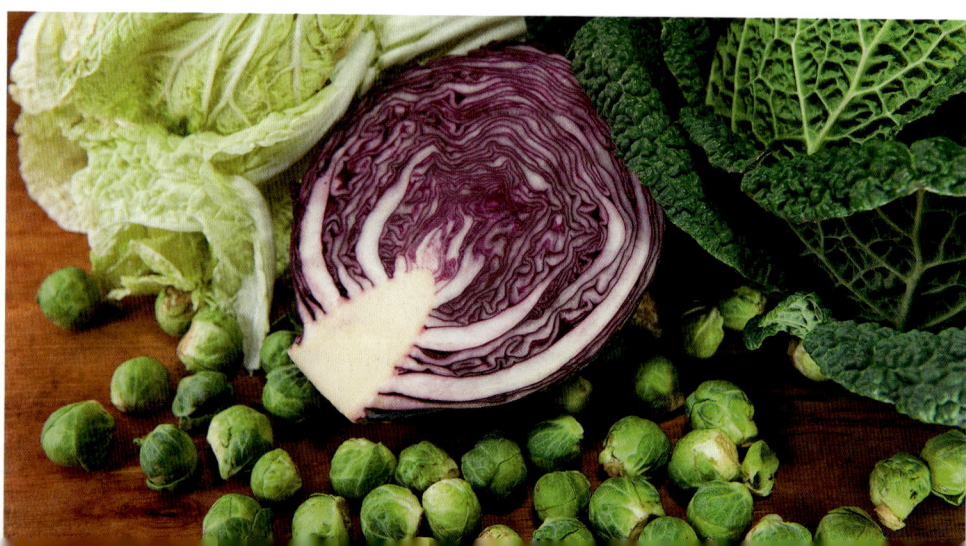

Weißkohl in Tomatencreme

einfach, fettarm

Zubereitungszeit: 60 Minuten

Eine Portion enthält:

165 kcal	10 g Kohlenhydrate
3 g Eiweiß	1 g Ballaststoffe
8 g Fett	

Zutaten für 4 Portionen

1 EL Olivenöl

1 Zwiebel (klein gewürfelt)

100 Milch 1,5 % Fett
(vegan: 100 ml Sojasahne)

100 g Schmand (vegan: 100 ml Sojasahne)

50 g Ketchup

1 EL Tomatenmark 3-fach konzentriert

1 TL Gemüsebrühpulver

300 g Weißkohl oder Spitzkohl
(in Streifen geschnitten)

1 TL Senf

1 EL Kräuteressig

TIPPS

Dazu passen Kartoffelpüree oder Pellkartoffeln.
Kochen Sie gleich die doppelte Menge Kohl und machen Sie einen Auflauf mit Vollkornnudeln und Käse oder eine Kohlsuppe mit angeschwitzten Paprikawürfeln, Brühe, Kartoffeln und Cumin.

Zubereitung

1 Die Zwiebel im Öl anschwitzen. Mit einem Schneebesen 100 ml Wasser und die Zutaten bis Gemüsebrühpulver unterrühren.

2 Den Kohl zugeben und ca. 50 Minuten im geschlossenen Topf köcheln.

3 Zuletzt Senf und Essig unterrühren.

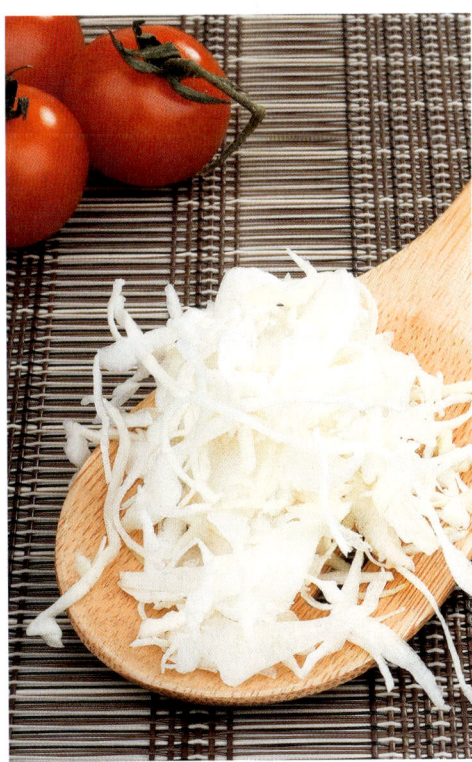

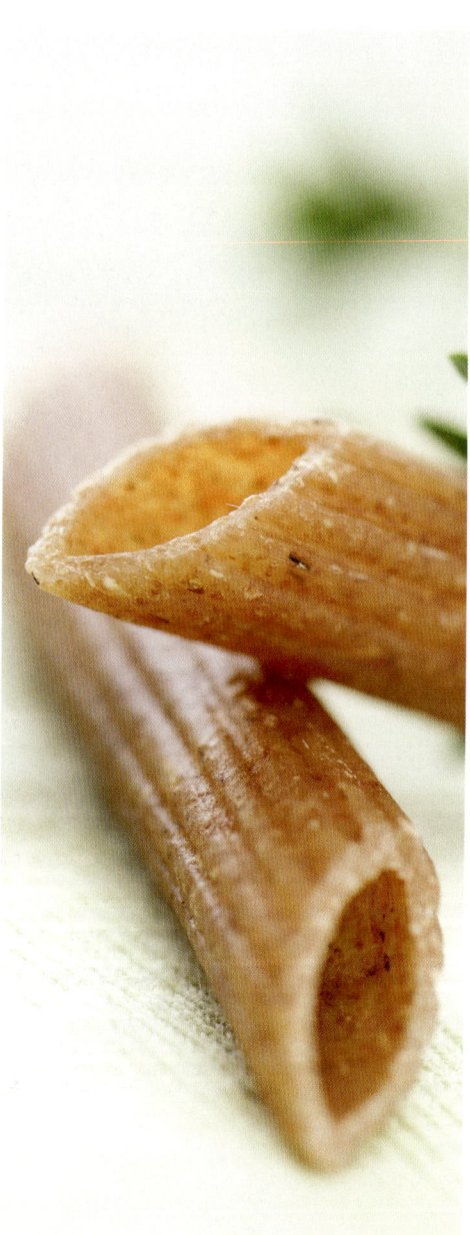

Krautnudeln

einfach, fettmoderat

Zubereitungszeit: 30 Minuten

Eine Portion enthält:

370 kcal	45 g Kohlenhydrate
12 g Eiweiß	8 g Ballaststoffe
20 g Fett	

Zutaten für 4 Portionen

2 EL Olivenöl

1 Gemüsezwiebel (grob gewürfelt)

1 l Gemüsebrühe

1 kleine Dose Sauerkraut (300 g)

250 g rohe Vollkornnudeln (z. B. Spiralen)

3 TL Paprikapulver edelsüß

1 gestrichener TL gemahlener Kümmel

70 g Tomatenmark

200 g Schmand (vegan: Sojasahne)

Zubereitung

1 Die Zwiebel im Öl anschwitzen, die Brühe zugeben und aufkochen.

2 Weitere Zutaten bis einschließlich Tomatenmark zugeben und ca. 15 Minuten im geschlossenen Topf köcheln.

3 Zum Schluss den Schmand unterrühren.

Grünkohlterrine

aufwendiger, fettarm

Zubereitungszeit: 40 Minuten

Eine Portion enthält:

238 kcal	31 g Kohlenhydrate
11 g Eiweiß	8 g Ballaststoffe
8 g Fett	

Zutaten für 4 Portionen

2 EL Olivenöl

1 große Zwiebel (klein gewürfelt)

1 Knoblauchzehe (zerdrückt)

1 Glas Grünkohl (mit der Flüssigkeit, 660 g)

500 g Kartoffeln (daumendick gewürfelt)

1 P. helle Soße

2 TL Steinpilz-Hefebrühe-Extrakt

(von Vitam, Reformhaus)

1 große Dose Tomaten (abgetropft, 480 g)

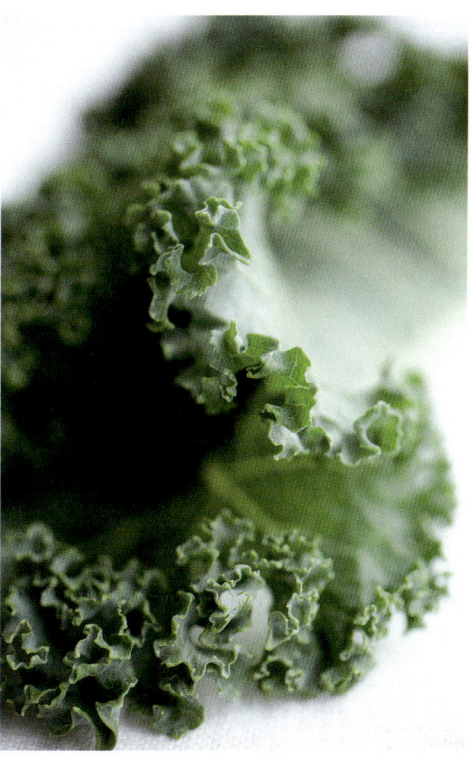

Zubereitung

1 Zwiebel und Knoblauch im Öl anschwitzen, Grünkohl und Kartoffeln zugeben und ca. 25 Minuten im geschlossenen Topf köcheln lassen, dann in eine vorgewärmte große, flache Schüssel (oder Auflaufform) füllen.
2 Aus 250 ml Wasser, Soßenpulver und Pilzextrakt unter Rühren mit einem Schneebesen eine Soße kochen, zum Schluss die Tomaten zufügen und mit einem Kartoffelstampfer grob zerkleinern.
3 Die Soße über dem Gemüse verteilen.

Variationen

Die Terrine mit geriebenem Emmentaler gratinieren oder mit Cashewkernen bestreuen.

Wirsinggemüse

einfach, fettmoderat

Zubereitungszeit: 40 Minuten

Eine Portion enthält:

283 kcal	8 g Kohlenhydrate
6 g Eiweiß	5 g Ballaststoffe
22 g Fett	

Zutaten für 4 Portionen

2 EL Olivenöl

2 große Zwiebeln (in Ringen)

500 ml Gemüsebrühe

600–700 g Wirsing (grob geschnitten)

100 g Schmand (vegan: Sojasahne)

50 g vegetarisches Schmalz

¼ TL schwarzer Pfeffer

Zubereitung

1 Die Zwiebeln im Öl anschwitzen, Brühe und Wirsing zugeben und im geschlossenen Topf 15–20 Minuten köcheln lassen.

2 Restliche Zutaten zugeben und das Schmalz unter Rühren schmelzen lassen.

TIPP

Aus der Hälfte des fertigen Wirsinggemüses, gekochten vegetarischen Tortellini (roh 250 g) und Gemüsebrühe lässt sich ein leckerer Eintopf zubereiten.

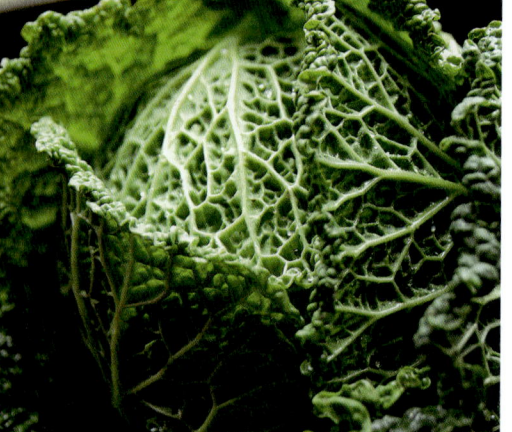

Grünkohlgemüse

Wirsing durch Grünkohl ersetzen.

Chinakohlgemüse

Wirsing durch Chinakohl ersetzen. Dann reichen 200 ml Brühe und 10 Minuten Garzeit.

Bigosch

ungarische Kohlsuppe
aufwendiger, fettarm

Zubereitungszeit: 90 Minuten

Eine Portion enthält:

240 kcal	23 g Kohlenhydrate
6 g Eiweiß	6 g Ballaststoffe
13 g Fett	

Zutaten für 8 Portionen

4 EL Olivenöl

200 g Zwiebeln (klein gewürfelt)

je 1 rote und grüne Paprika (gewürfelt)

2 Knoblauchzehen (zerdrückt)

5 gehäufte TL Gemüsebrühpulver

500 g Tomatenpüree (1 Tetrapak)

100 g Tomatenmark

150 g Naturreis (roh)

¼ TL schwarzer Pfeffer

2 TL getrockneter Majoran

3 Lorbeerblätter

½ TL Cumin (Kreuzkümmelpulver)

900 g Weißkohl oder Spitzkohl
(halb geraspelt, halb gröber geschnitten)

100 g saure Sahne
(vegan: 100 ml Sojasahne)

100 g Crème Fraîche
(vegan: 100 ml Sojasahne)

1 EL Obstessig oder Kräuteressig
(vegan: 2 EL Essig)

Zubereitung

1 Zwiebeln, Paprika und Knoblauch im Öl anschwitzen. Zutaten bis einschließlich Weißkohl sowie 1,6 l Wasser zugeben und 50 Minuten im geschlossenen Topf köcheln.

2 Den Topf vom Herd nehmen, unter gelegentlichem Rühren 15 Minuten abkühlen lassen und erst dann die restlichen Zutaten unterrühren.

TIPP

Schnippeln Sie zuerst die Gemüse und stellen Sie die Gewürze bereit.

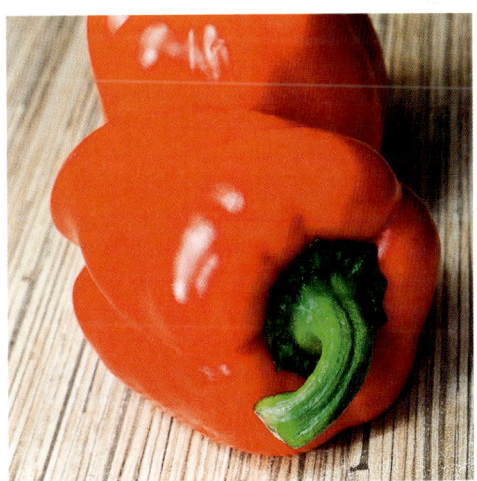

Festtagsrotkohl

aufwendiger, fettmoderat

Zubereitungszeit: 50 Minuten

Eine Portion enthält:

187 kcal	26 g Kohlenhydrate
4 g Eiweiß	5 g Ballaststoffe
7 g Fett	

Zutaten für 5 Portionen

600–700 g Rotkohl

2 EL Rotweinessig

2 EL Margarine (40 g)

1 Zwiebel (klein gewürfelt)

1 großer Apfel (klein gewürfelt)

2 TL Gemüsebrühpulver

½ TL Salz

½ TL Zimtpulver (oder ½ Zimtstange)

4 Gewürznelken

4 Wacholderbeeren

2 Lorbeerblätter

200 g Preiselbeerkompott

Zubereitung

1   Den Rotkohl in schmale, daumenlange Streifen schneiden und mit 250 ml Wasser und Essig mischen.

2   Zwiebel und Apfel in einem großen Topf in der Margarine anschwitzen. Den Kohl mit der Marinade sowie Brühpulver und Gewürze einschließlich Lorbeerblätter zufügen, aufkochen und ca. 40 Minuten im geschlossenen Topf köcheln.

3   Zum Schluss die Preiselbeeren unterrühren.

TIPP

Den Rotkohl noch heiß in Schraubgläser füllen, so lässt er sich ca. 2 Wochen im Kühlschrank aufbewahren.

Preiselbeersoße

Haben Sie 200 g Preiselbeerkompott übrig? Dann mischen Sie es mit 4 EL Orangensaft und ¼ TL Zimtpulver und lassen Sie es 24 Stunden im Kühlschrank ziehen. Schmeckt lecker zu Vanille- oder Nusseis!

PILZE – FRUCHTKÖRPER MIT STIL

Wer auf seine Linie achtet, darf bei den fett- und kalorienarmen Pilzen ohne Reue zugreifen. Verwenden Sie wann immer möglich frische Pilze, da nur sie mit dem vollen Aroma daherkommen. Champignons und Austernpilze sind ganzjährig frisch erhältlich. Frische Steinpilze sind eine teure Delikatesse. Als günstigere Alternative geben konservierte Steinpilze ebenfalls ein intensiv würziges Aroma an Soße, Suppe und Risotto ab. So verwenden wir für Steinpilzsoße und Steinpilzrisotto getrocknete Steinpilze beziehungsweise Steinpilz-Hefebrühe-Extrakt.

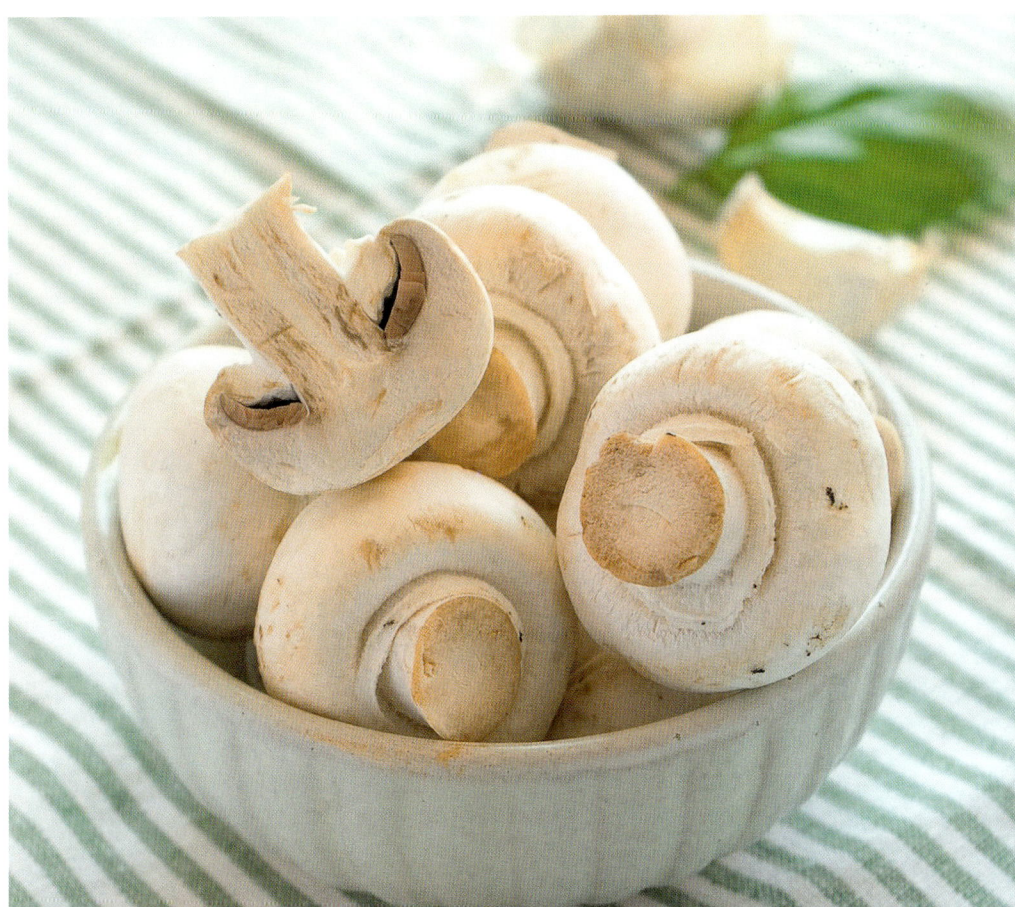

Champignoncremesuppe
einfach, fettmoderat

Zubereitungszeit: 30 Minuten

Eine Portion enthält:

230 kcal	6 g Kohlenhydrate
7 g Eiweiß	4 g Ballaststoffe
20 g Fett	

Zutaten für 3 Portionen

1 EL Olivenöl

2 rote Zwiebeln (klein gewürfelt)

400 g frische weiße Champignons

3 TL Gemüsebrühpulver

1 TL getrockneter Thymian

200 g Schmand (vegan: Sojasahne)

Zubereitung

1   Die Zwiebeln im Öl anschwitzen. Die Pilze im Eierschneider schneiden, um 90 Grad drehen und noch einmal schneiden. Die so gestiftelten Pilze mit 300 ml Wasser, Brühpulver und Thymian zu der Zwiebel geben und 5 Minuten im geschlossenen Topf leise köcheln.

2   Drei Viertel der Pilze herausnehmen, pürieren und in den Topf zurückgeben.

3   Mit einem Schneebesen den Schmand unterrühren und noch einmal kurz aufkochen lassen.

HINWEIS

Die vegane Variante enthält nur 15 g Fett pro Person.

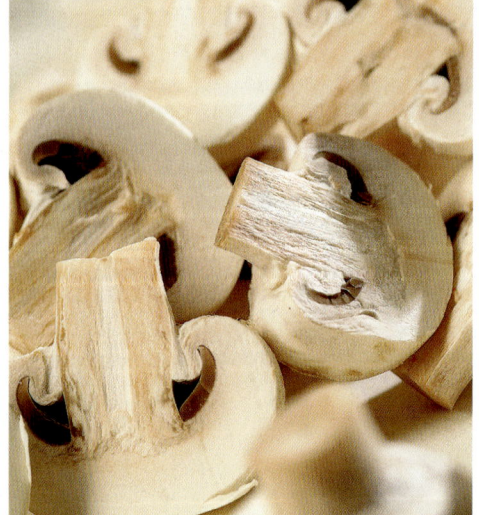

Brokkolicremesuppe

Man ersetzt die Champignons durch Brokkoli.

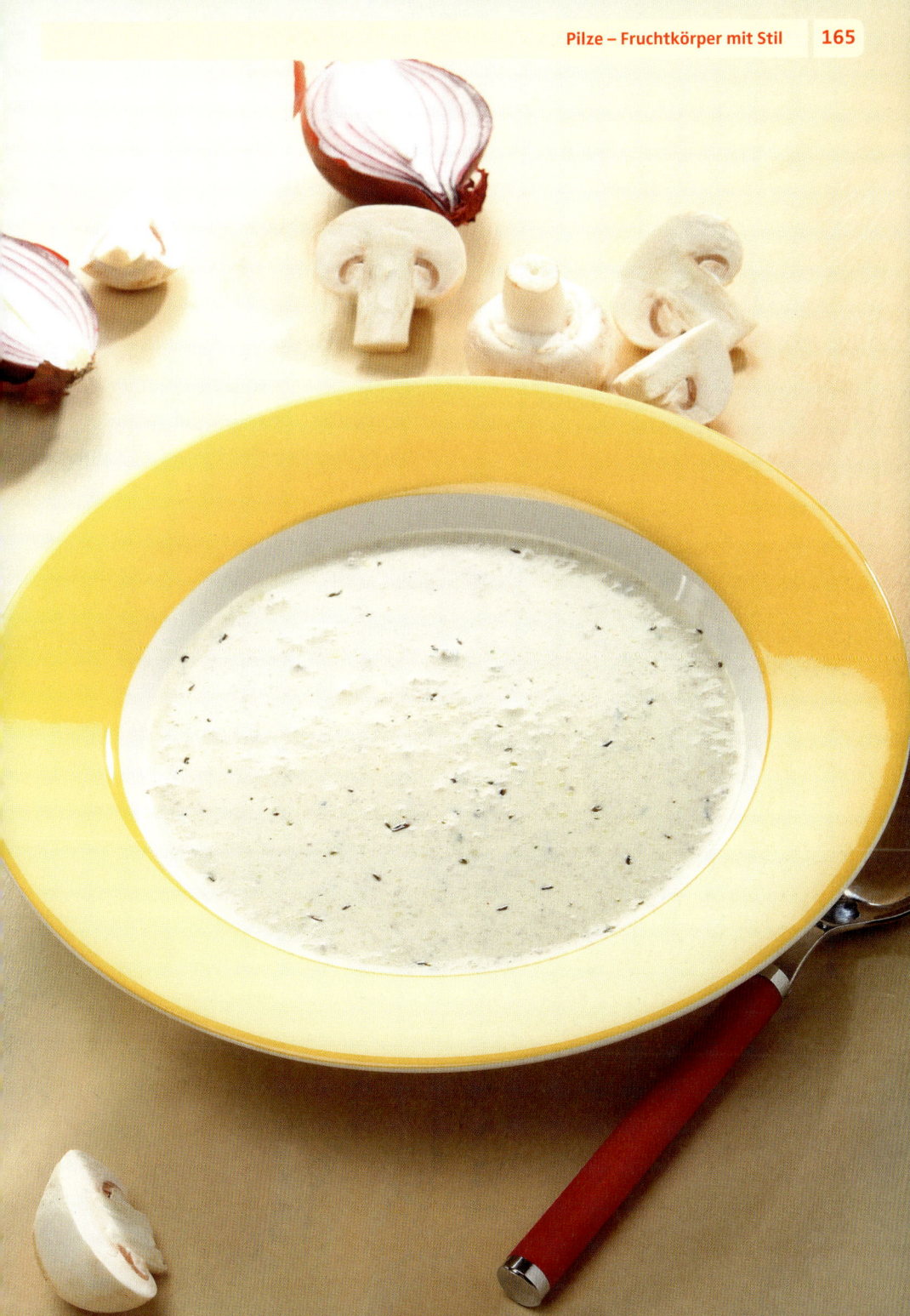

Amaranth-Pilz-Pfanne
einfach, fettmoderat

Zubereitungszeit: 45 Minuten

Eine Portion enthält:

247 kcal	20 g Kohlenhydrate
11 g Eiweiß	5 g Ballaststoffe
15 g Fett	

Zutaten für 3 Portionen

80 g Amaranth

30 g Margarine

400–500 g frische Champignons (geviertelt)

3 EL Zitronensaft

1 TL Gemüsebrühpulver

¼ TL schwarzer Pfeffer

200–250 g Tomaten (gewürfelt)

100 g saure Sahne (vegan: 100 ml Sojasahne
und 1 EL Kräuteressig)

25 g TK-Petersilie

Zubereitung

1   200 ml Wasser aufkochen, Amaranth zugeben und im geschlossenen Topf leise köcheln, bis die Flüssigkeit ganz aufgenommen ist (ca. 20–30 Minuten).

2   Die Pilze in der Margarine anbraten, dann vom Herd nehmen und den gequollenen Amaranth und die restlichen Zutaten unterrühren.

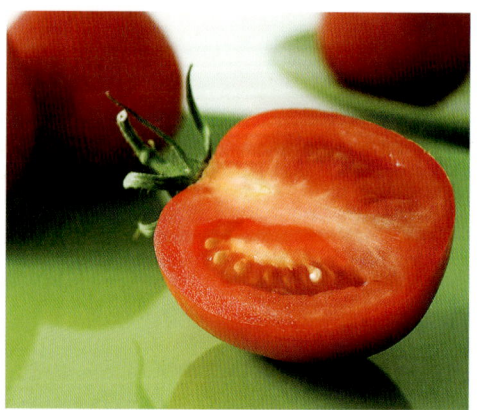

TIPP

Servieren Sie dazu Brot mit Butter oder Margarine.

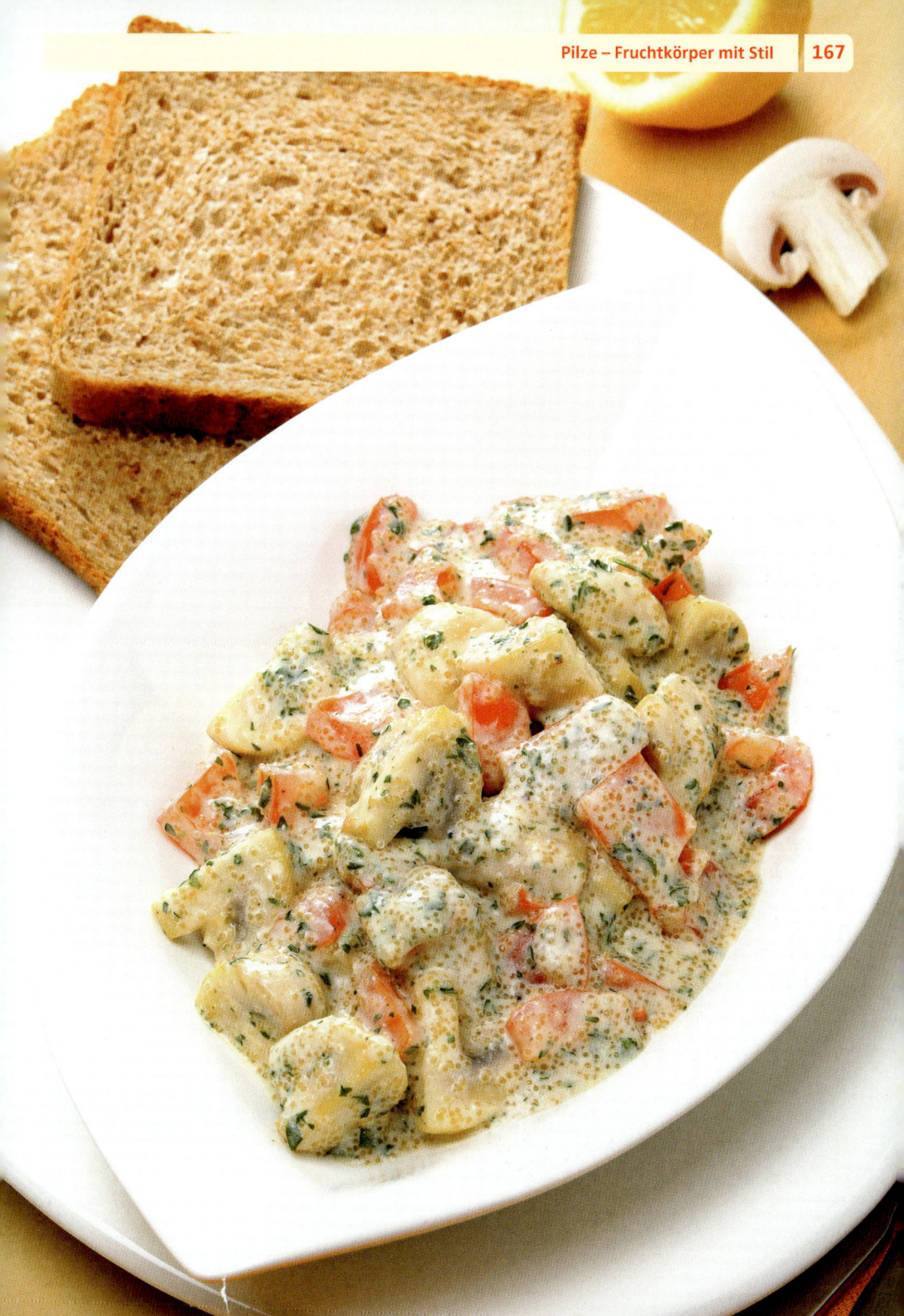

Gefüllte Dinkelpfannkuchen

einfach, fettmoderat

Zubereitungszeit: 45 Minuten

1 Stück enthält:

275 kcal	27 g Kohlenhydrate
14 g Eiweiß	3 g Ballaststoffe
12 g Fett	

Teigzutaten für 4 Stück

160 g Dinkel- oder Weizenvollkornmehl

(vegan: 200 g Vollkornmehl)

125 ml Milch, 1,5 % Fett

(vegan: 320 ml Sojasahne)

125 ml Mineralwasser (vegan: 160 ml)

1 TL Salz

4 Eier (vegan: Eier weglassen)

4 TL Rapsöl für die Pfanne

Zubereitung

1 Mehl, Milch, Wasser, Salz und Eier mit einem Schneebesen zu einem Teig verrühren.

2 In einer beschichteten Pfanne (Bodendurchmesser 18 cm) vier Pfannkuchen backen. Wenn die Unterseite etwas gebräunt aussieht, den Pfannkuchen wenden und die andere Seite bräunen.

TIPP

Vier Pfannkuchen fertig braten, auf einen Gitterrost legen und im Ofen bei 100 °C (Ober- und Unterhitze) warm halten. Wenn die Füllung fertig ist, die Pfannkuchen auf Teller legen, die Füllung auf eine Hälfte geben und die andere Pfannkuchenhälfte darüberklappen.

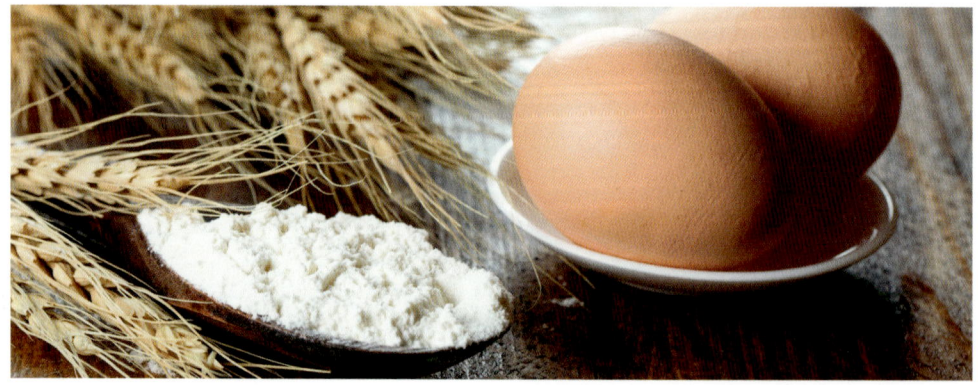

Füllungen

Pilzfüllung

2 EL Olivenöl in eine große Pfanne geben, hierin 1 große Zwiebel (klein gewürfelt) und 600 g Champignons (halbiert, größere geviertelt) anschwitzen. 100 g Schmand (vegan: Sojasahne), 2 Knoblauchzehen (zerdrückt), 2 g Bindobin, ½ TL Salz und ¼ TL schwarzen Pfeffer mit einem Schneebesen verrühren, zu den Pilzen geben, einen Deckel auflegen und etwas köcheln. Zum Schluss 25 g TK-Kräuter der Provence oder TK-8 Kräuter unterrühren.

Spinatfüllung

450–500 g TK-Blattspinat (aufgetaut) in etwas Wasser dämpfen, bis er zusammengefallen ist. 300 ml Milch (1,5 % Fett), 50 g Sahne (vegan: 200 ml Wasser und 150 ml Sojasahne), 2 gestrichene TL Gemüsebrühpulver, 4 g Bindobin, ½ TL Muskatpulver und ¼ TL schwarzen Pfeffer mit einem Schneebesen verschlagen, aufkochen und dann den Spinat unterheben. Alternativ kann man TK-Rahmspinat nehmen.

Heidelbeerfüllung

In einem Topf 50 ml Wasser, 50 g Zucker, 2 g Bindobin und ¼ TL Zimt verschlagen. 400 g Heidelbeeren (TK oder frisch) zugeben und kurz aufkochen. Die Pfannkuchen mit dem Heidelbeerkompott füllen und mit Puderzucker bestreuen.

Pfannkuchen mit Rübensirup

So mögen ihn kleine Vegetarier: Den Pfannkuchen mit 1 EL Zuckerrübensirup bestreichen und aufrollen (enthält 4,0 mg Eisen und 3,0 mg Zink).

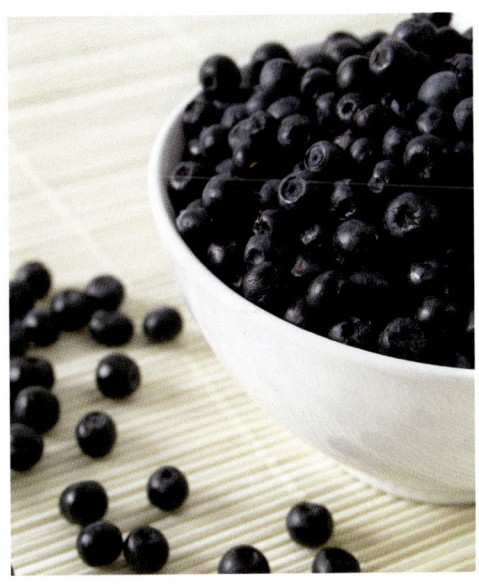

Steinpilzsoße
aufwendiger, fettarm

Zubereitungszeit: 20 Minuten

Eine Portion enthält:

85 kcal   4 g Kohlenhydrate
4 g Eiweiß   1 g Ballaststoffe
4 g Fett

Zutaten für 4 Portionen

4 g getrocknete Steinpilze

100 ml Weißwein oder Apfelsaft

100 ml 10%ige Kondensmilch
(vegan: Sojasahne)

4 g Bindobin (vegan: 3 g)

30 g Steinpilz-Hefebrühe-Extrakt
(von Vitam, Reformhaus)

Zubereitung

1   Pilze, Wein, Kondensmilch und 300 ml Wasser in einen Topf geben und 15 Minuten einweichen lassen.

2   Das Bindobin mit einem Schneebesen unterrühren, die Soße erhitzen, dann den Pilzextrakt unterrühren und die Soße einige Minuten köcheln lassen.

TIPP

Wer mag, gibt noch ein Glas Stockschwämmchen (abgetropft, 155 g) in die Soße.

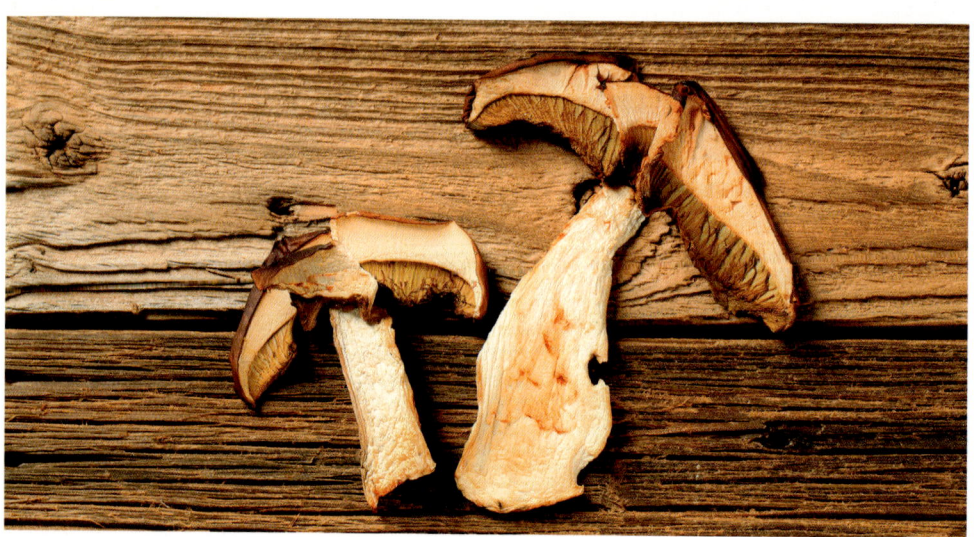

Salatblätter mit Pfiff
einfach, fettmoderat

Zubereitungszeit: 20 Minuten

Eine Portion enthält:

191 kcal	10 g Kohlenhydrate
8 g Eiweiß	5 g Ballaststoffe
12 g Fett	

Zutaten für 4 Portionen

2 EL Olivenöl

1 rote Zwiebel (klein gewürfelt)

1 Knoblauchzehe (zerdrückt)

160–200 g Pfifferlinge (aus der Dose, abgetropft)

250 ml 10%ige Kondensmilch (vegan: 150 ml Sojasahne und 100 ml Wasser)

1 TL Salz

½ TL Estragon

¼ TL schwarzer Pfeffer

300 g gemischte Salatblätter

Zubereitung

1 Zwiebel, Knoblauch und Pilze mit dem Öl 5 Minuten im geschlossenen Topf anschwitzen.

2 Zutaten bis einschließlich Pfeffer zugeben, noch einige Minuten im offenen Topf köcheln lassen, dann etwas abkühlen lassen.

3 Die Salatblätter auf 4 Tellern verteilen, die Pilze mit der Soße noch lauwarm daraufgeben und sofort servieren.

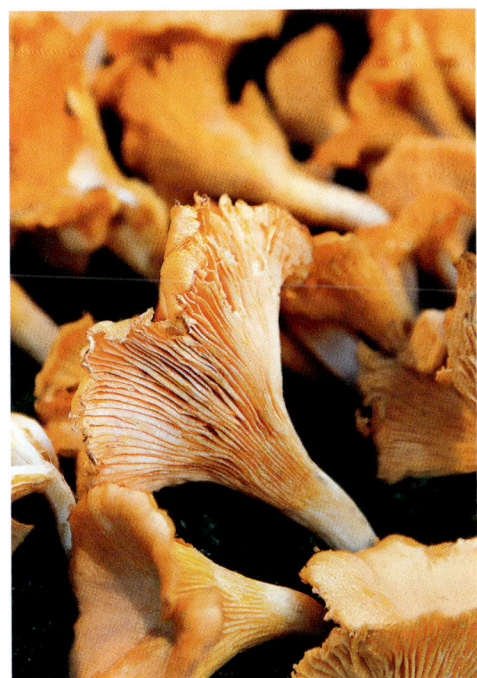

TIPP

Servieren Sie dazu Baguette.

Marinierte Pilze

Funghi marinati, italienische Vorspeise
einfach, fettarm

Zubereitungszeit: 30 Minuten
Marinierzeit: 30 Minuten

Eine Portion enthält:

35 kcal	2 g Kohlenhydrate
3 g Eiweiß	2 g Ballaststoffe
4 g Fett	

Zutaten für 6 Portionen als Vorspeise

400–500 g frische Champignons
(in Scheiben)

1 Tomate (klein gewürfelt)

2 EL TK-Kräuter italienisch (oder TK-8-Kräuter
oder TK-Kräuter der Provence)

2 EL Rotweinessig

2 EL Olivenöl

¼ TL Salz

¼ TL schwarzer Pfeffer

2 Knoblauchzehen (zerdrückt)

Zubereitung

1   Die Pilze mit 3 EL Wasser im geschlossenen Topf dämpfen, bis sie zusammengefallen sind (ca. 2 Minuten), dann mit der Flüssigkeit auf eine flache Form legen, mit der Tomate und den Kräutern bestreuen.

2   Übrige Zutaten mischen und auf den Pilzen verteilen.

3   Abgedeckt mindestens 30 Minuten (oder über Nacht) ziehen lassen.

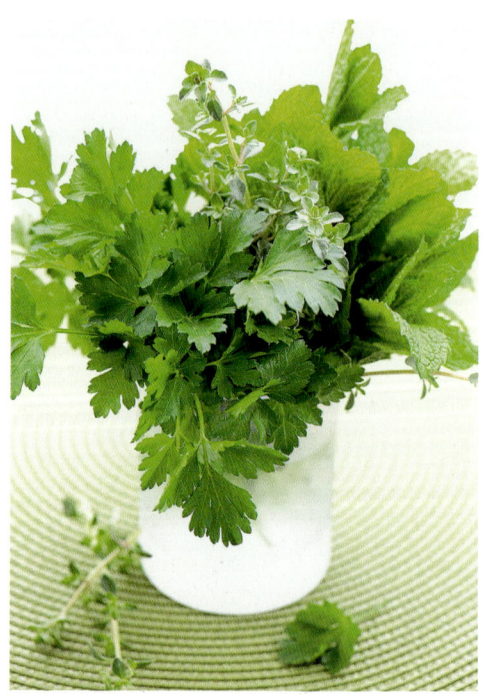

TIPP

Servieren Sie dazu Baguette.

NUSS UND KERN – ZUM KNABBERN GERN

Nüsse, Ölsamen und Kerne verleihen Gerichten ein feines Aroma und machen sie nahrhaft und sättigend. Nicht nur Brot und Müsli, auch Bratlinge, Salat und Pesto werden damit besonders gesund. Zugegeben – der Fett- und damit Energiegehalt dieser kleinen Kraftstoffpakete ist sehr hoch, doch enthalten sie nur sehr wenige gesättigte Fettsäuren, dafür aber reichlich ungesättigte Fettsäuren wie die wichtigen Omega-3-Fettsäuren. Daneben liefern Samen ein Extraplus an Mineralien. Werten Sie Ihre Speisen also ruhig öfter mit den kleinen Tausendsassas auf!

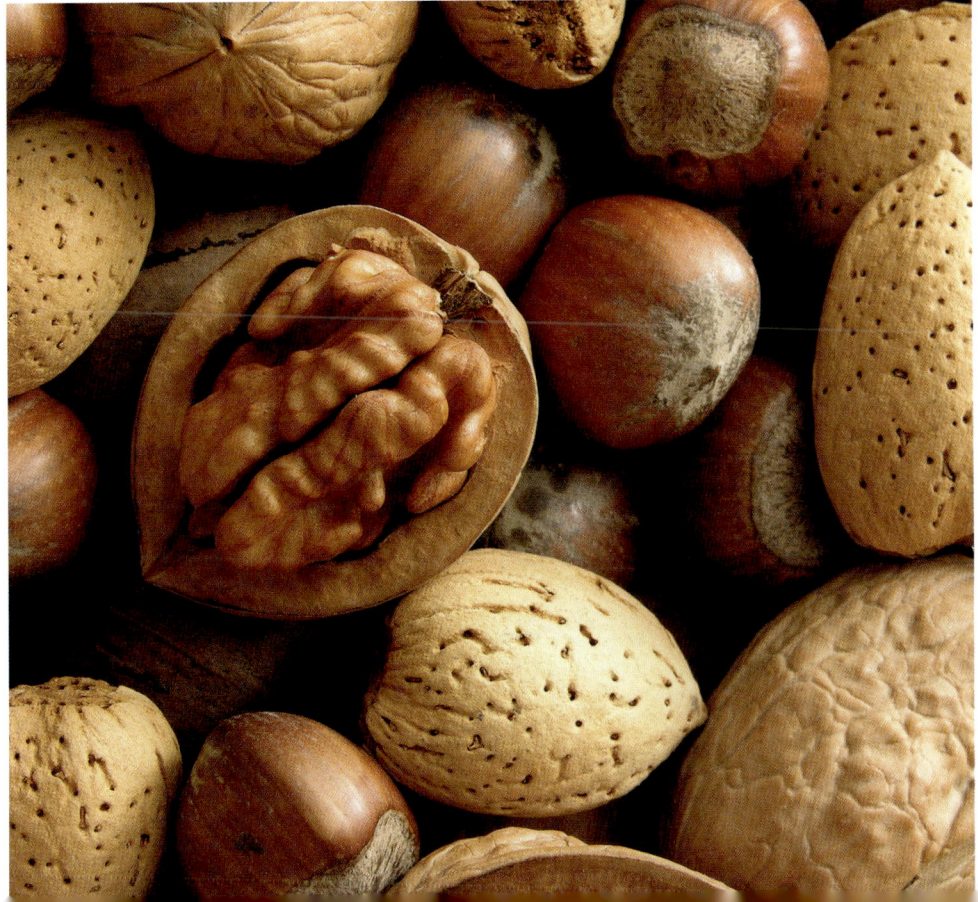

Nusspesto

Pesto di noci, italienisch
aufwendiger, fettreich

Zubereitungszeit: 15 Minuten	
100 g enthalten:	
536 kcal	5 g Kohlenhydrate
16 g Eiweiß	5 g Ballaststoffe
53 g Fett	

Zutaten für 160 g

50 g geröstete und gesalzene Erdnüsse

1–2 Knoblauchzehen (zerdrückt)

25 g TK-Basilikum

25 g TK-Petersilie

½ TL Salz

60 ml Olivenöl

Zubereitung

Die Nüsse mahlen und gut mit den übrigen Zutaten verrühren.

Variation

400 g Spaghetti kochen. Beim Abgießen 200 ml Nudelkochwasser auffangen, in den Kochtopf zurückgeben, mit einem Schneebesen das gesamte Pesto einrühren und die Nudeln gut unterheben. Sofort servieren.

Wer mag, gibt noch 30 g geriebenen Parmesan in das Pesto.

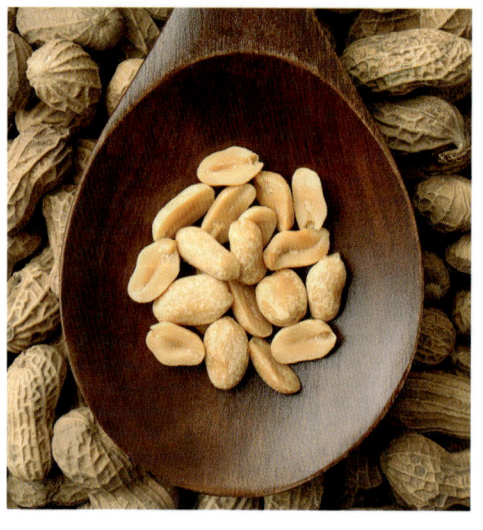

TIPP

Die Erdnüsse können durch gemahlene Mandeln, Walnüsse oder Cashewkerne ersetzt werden, dann 1 TL Salz verwenden.

Kerniger Nudelsalat
aufwendiger, fettmoderat

Zubereitungszeit: 40 Minuten

Eine Portion enthält:

374 kcal	39 g Kohlenhydrate
13 g Eiweiß	6 g Ballaststoffe
18 g Fett	

Zutaten für 6 Portionen

500 ml Gemüsebrühe

250 g Hörnchennudeln

1 große Dose Erbsen und Möhren
(abgetropft, 530 g)

150 g Joghurt-Salatcreme
(vegan: vegane Mayonnaise, S. 184)

100 ml Gewürzgurkenwasser

1 TL Salz

¼ TL schwarzer Pfeffer

100 g Sonnenblumenkerne

25 g TK-Petersilie

25 g TK-Schnittlauch

1 große Zwiebel (klein gewürfelt)

80 g Gewürzgurken (klein gewürfelt)

Zubereitung

1 Die Nudeln in der Brühe im geschlossenen Topf etwa 10 Minuten auf kleiner Stufe köcheln, bis sie weich sind; sie nehmen dabei fast die ganze Brühe auf. Die Nudeln anschließend abkühlen lassen, aber nicht abtropfen.

2 Die Möhren in fingerdicke Scheiben schneiden.

3 Zutaten von Salatcreme bis Schnittlauch in eine Schüssel geben, mit einem Schneebesen verrühren und dann die restlichen Zutaten unterheben. Die abgekühlten Nudeln (mit der Restflüssigkeit) zuletzt untermischen.

Variationen

Erbsen und Möhren durch 420 g rote Paprika (klein gewürfelt) ersetzen und 150 g Gewürzgurken nehmen.

Die Sonnenblumenkerne durch Grünkern ersetzen, den man zuvor ca. 30 Minuten in Wasser gar köchelt und dann abtropfen lässt.

Haferlinge
einfach, fettmoderat

Zubereitungszeit: 60 Minuten	
Ein Stück enthält:	
174 kcal	13 g Kohlenhydrate
9 g Eiweiß	1 g Ballaststoffe
11 g Fett	

Zutaten für 10 Stück

2 EL Olivenöl

200 g Zwiebeln (klein gewürfelt)

130 g Haferschrot

250 ml Gemüsebrühe

2 EL süße Sojasoße

70 g geriebener Gouda
(vegan: Käse weglassen)

1 Ei (vegan: 1 EL Sojavollmehl,
verrührt mit 2 EL Wasser)

50 g Walnüsse (gemahlen)

50 g Paniermehl

Backpapier

Zubereitung

1   Die Zwiebeln im Öl anschwitzen, den Haferschrot kurz mitschwitzen, mit Brühe und Sojasoße ablöschen. Im geschlossenen Topf auf kleinster Stufe 5–10 Minuten köcheln (ab und zu umrühren), dann vom Herd nehmen und 10 Minuten abkühlen lassen.

2   Die restlichen Zutaten unterrühren. Mit nassen Händen (oder mit einem Sichel-Eisportionierer) 10 Portionen auf ein mit Backpapier ausgelegtes Backblech setzen und etwas flach drücken.

3   Ca. 30 Minuten bei 200 °C Heißluft (nicht vorgeheizt) backen.

Gurkenkaltschale

Supa od Krastovaca, jugoslawisch
einfach, fettmoderat

**Zubereitungszeit: 30 Minuten
Durchziehzeit: 3 Stunden**

Eine Portion enthält:

231 kcal	8 g Kohlenhydrate
8 g Eiweiß	1 g Ballaststoffe
17 g Fett	

Zutaten für 4 Portionen

500 g Kefir
(vegan: 500 ml Soja- oder Haferdrink)

100 g saure Sahne
(vegan: 100 ml Zitronensaft)

2 EL Olivenöl

1 Knoblauchzehe (zerdrückt)

1 TL Salz

¼ TL schwarzer Pfeffer

25 g TK-Dill

50 g Walnüsse (gehackt)

1 große Salatgurke (500 g)

Zubereitung

1 Zutaten von Kefir bis einschließlich Nüsse verrühren.

2 Die Gurke schälen, der Länge nach halbieren, die Kerne mit einem Löffel auskratzen und verwerfen. Die Gurke in ca. ½ cm große Würfel schneiden und in den Kefir rühren.

3 Die Suppe einige Stunden im Kühlschrank ziehen lassen (mindestens 3 Stunden).

TIPP UND HINWEIS

Servieren Sie dazu Baguette oder Fladenbrot. Die Kaltschale kann auch gut schon am Vortag zubereitet werden.

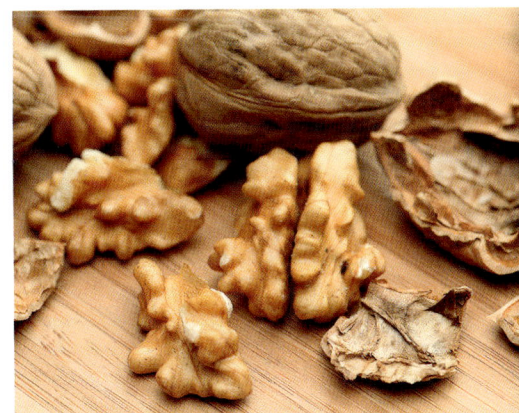

Rote Bete mit Balsamico

einfach, fettarm

Zubereitungszeit: 15 Minuten	
Eine Portion enthält:	
100 kcal	6 g Kohlenhydrate
3 g Eiweiß	3 g Ballaststoffe
8 g Fett	

Zutaten für 6 Portionen als Vorspeise

600 g gedämpfte Rote Bete (in Scheiben)

3 EL Walnussöl oder Olivenöl

3 EL brauner Balsamicoessig

½ TL Salz

¼ TL Senf

¼ TL schwarzer Pfeffer

2 EL TK-Basilikum

1 TL getrockneter Oregano

1 Handvoll geröstete Sonnenblumenkerne (30 g)

Zubereitung

1   Die Rote-Bete-Scheiben auf einen großen Teller legen.

2   Zutaten von Öl bis Pfeffer verschlagen (am besten in einem Schüttelbecher) und über die Rote Bete träufeln. Basilikum, Oregano und Sonnenblumenkerne mischen und darüberstreuen.

Tomaten mit Balsamico

Rote Bete durch 600 g Tomaten ersetzen.

Mozzarellatomaten

Rote Bete durch 500 g Tomaten und 100 g Mozzarella ersetzen (die Mozzarellakugel halbieren und im Eierschneider in Scheiben schneiden).

Pilze mit Balsamico

Die Rote Bete durch 500–600 g frische rohe Champignons (in dünnen Scheiben) ersetzen.

Schön sieht es auch aus, wenn man abwechselnd Tomaten- und Pilzscheiben auf dem Teller anrichtet.

TIPP

Servieren Sie Baguette dazu.

Rosenkohl mit Walnüssen
einfach, fettmoderat

Zubereitungszeit: 45 Minuten

Eine Portion enthält:

238 kcal	7 g Kohlenhydrate
9 g Eiweiß	8 g Ballaststoffe
19 g Fett	

Zutaten für 6 Portionen

750 g Rosenkohl, geputzt (1 kg einkaufen)

4 EL Walnussöl

50 g Walnüsse (gehackt)

2 gestrichene EL Senfkörner (20 g)

1 TL Kräutersalz

Zubereitung

1 Den Rosenkohl von welken Blättern befreien, jeden Strunk kreuzweise einschneiden und die Röschen in 100 ml Wasser im geschlossenen Topf bissfest dämpfen (ca. 15 Minuten).

2 Die restlichen Zutaten in einem Topf mischen, schonend erwärmen und dann mit dem Rosenkohl (mit dem Sud) mischen.

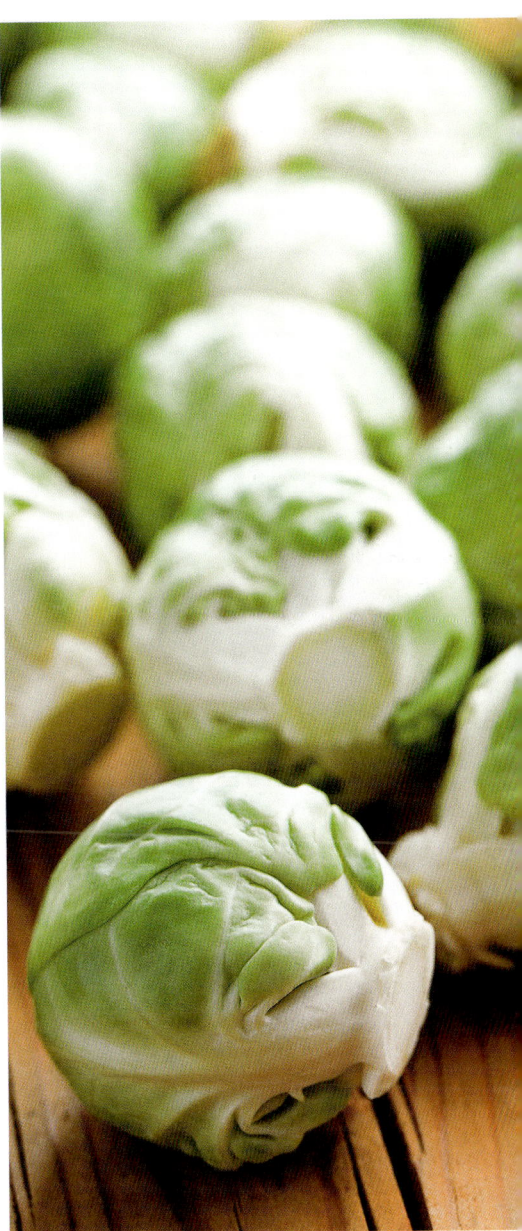

Zucchinisalat

einfach, fettarm

Zubereitungszeit: 15 Minuten
Durchziehzeit: 30 Minuten

Eine Portion enthält:

120 kcal	4 g Kohlenhydrate
3 g Eiweiß	2 g Ballaststoffe
6 g Fett	

Zutaten für 4 Portionen

2 EL Walnussöl oder Rapsöl

1 EL Kräuteressig

½ TL Salz

¼ TL Pfeffer

30 g Walnüsse (grob gehackt)

¼ Gemüsezwiebel oder 1 rote Zwiebel
(klein gewürfelt)

400 g Zucchini, grob geraspelt

Zubereitung

Aus den Zutaten eine Marinade rühren und 30 Minuten ziehen lassen. Die Zucchini unterheben.

Feldsalat

Zucchini durch 100 g Feldsalat ersetzen. Schmeckt auch lecker mit Rucola oder Postelein.

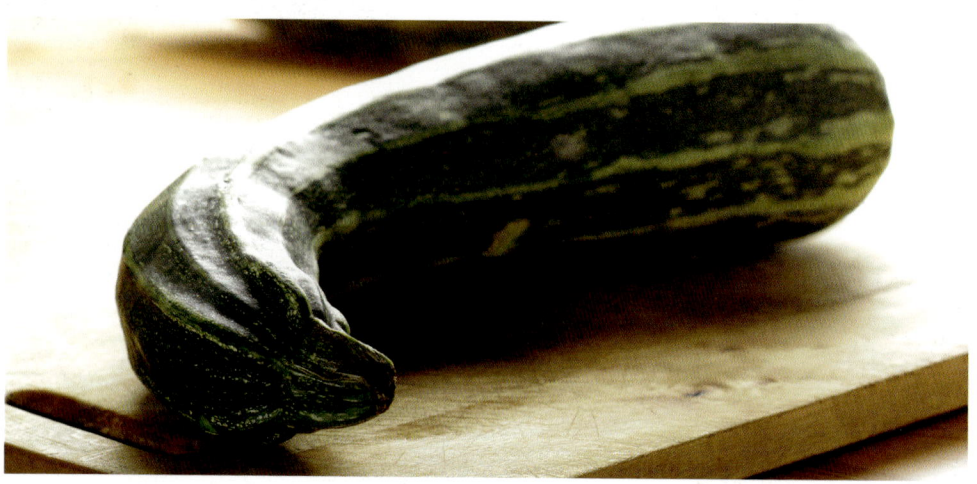

JOHANNISBROTKERNMEHL – BINDUNG ERWÜNSCHT

Für Johannisbrotkernmehl werden die harten Samen aus den Schoten des Johannisbrotbaums zu einem Pulver vermahlen. Im Rendezvous mit Flüssigkeiten zaubert dieses perfekte Bindemittel cremige Soßen und Suppen, dickt Kaltspeisen an und ist zudem sehr einfach zu handhaben. Wenn Sie es einmal ausprobiert haben, möchten Sie es bestimmt nicht mehr missen. Kalorienträchtige und aufwendige Mehlschwitzen sind damit endgültig passé!

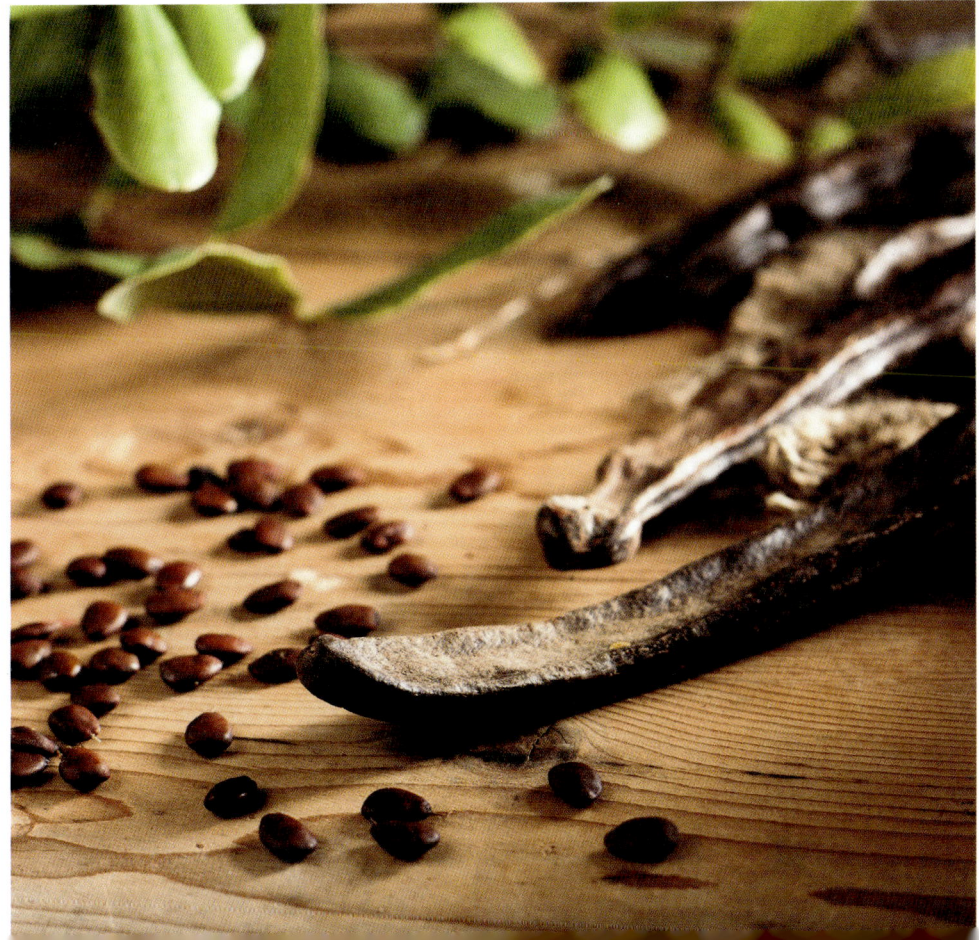

Bechamelsoße – zwölfmal anders

einfach, fettmoderat

Zubereitungszeit: 5 Minuten	
Eine Portion enthält:	
82 kcal	1 g Kohlenhydrate
1 g Eiweiß	1 g Ballaststoffe
8 g Fett	

Zutaten für das Grundrezept (4 Portionen)

100 g Sahne (vegan: Sojasahne)

2 TL Gemüsebrühpulver

4 g Bindobin (vegan: 3 g)

Zubereitung

Alle Zutaten sowie 400 ml Wasser gut mit einem Schneebesen verrühren und unter Rühren kurz köcheln lassen.

Bechamelgemüse

500 g Blumenkohl (oder Kohlrabi, Rosenkohl, Steckrübe) in mundgerechte Stücke schneiden und in 500 ml Wasser bissfest dämpfen. Anschließend aus 400 ml des Dämpfwassers die Sauce Mornay herstellen und das abgetropfte Gemüse hineingeben.

Zwölf Variationen

	VARIATION IM GRUNDREZEPT	DAZU PASSEN
Currysoße	3 TL Curry mitköcheln.	Reis, Eier
Dillsoße	Zum Schluss 2 EL Senf und 2 EL TK-Dill unterrühren.	Grüne Bohnen, Salatgurke, Zucchini
Gorgonzolasoße	60 g gewürfelten Gorgonzola mitköcheln, zum Schluss ½ TL Senf und 2 EL TK-Dill unterrühren.	Nudeln, Birnen, Walnüsse
Kapernsoße	30 g Kapern und 2 EL Kapern-Einlegwasser mitköcheln, zum Schluss 1 EL Senf und 2 EL TK-Petersilie unterrühren.	Grünkernbällchen, Eier

	VARIATION IM GRUNDREZEPT	DAZU PASSEN
Kräutersoße	1 leicht gehäuften TL getrocknete Kräuter (Estragon, Thymian, Rosmarin) mit einem Wiegemesser zerkleinern und mitköcheln, zum Schluss 1 EL Senf unterrühren.	Estragon: Spargel Rosmarin, Thymian: Bohnen, Kartoffeln, mediterrane Gemüse
Pfeffersoße	2 EL Zitronensaft und 1 TL gemahlenen schwarzen Pfeffer mitköcheln. Für mehr Schärfe 2 TL grüne Pfefferkörner (aus dem Glas) hinzufügen.	Kroketten, Nudeln, vegetarische Schnitzel
Safransoße	0,1 g Safran mitköcheln.	Reis, Nudeln, grüne Bohnen
Sauce Hollandaise	Sahne durch 10%ige Kondensmilch (vegan: Sojasahne) ersetzen und nur 3 g Bindobin verwenden. 100 g Butter (vegan: 150 g Margarine) mitköcheln. Den Topf vom Herd nehmen, 2 EL Zitronensaft und 2 Eigelb (vegan: Eigelb weglassen) unterrühren.	Kartoffeln, Spargel, Blumenkohl
Sauce Mornay	60 g geriebenen Emmentaler (vegan: 60 g klein gewürfelten geräucherten Tofu) mitköcheln und zum Schluss ½ TL Senf unterrühren.	Bechamelgemüse (siehe unten)
Senfsoße	Zum Schluss 2 EL Senf (40 g) und 2 EL TK-Schnittlauch unterrühren.	Kartoffeln, gekochte Eier
Sojacremesoße	Sahne durch 10%ige Kondensmilch (vegan: Sojasahne) ersetzen. 2 EL würzige Sojasoße, 2 EL süße Sojasoße und 1–2 EL Maggi mitköcheln. Den Topf vom Herd nehmen und 2 EL Kräuteressig unterrühren.	Kartoffeln, Kroketten, Bratlinge
Zwiebelsoße	Zunächst die vegane Sauce Mornay (siehe oben) herstellen und pürieren. 200 g Zwiebeln (in Ringen) in 1 EL Margarine bräunen und in die Soße geben.	Kartoffelpüree, Bratlinge, vegetarische Schnitzel

Vegane Mayonnaise
einfach, fettreich

Zubereitungszeit: 20 Minuten
Kühlzeit: 30–40 Minuten

100 g enthalten:

545 kcal	1 g Kohlenhydrate
1 g Eiweiß	< 1 g Ballaststoffe
60 g Fett	

Zutaten für 280 g

100 ml Sojasahne

1 gestrichener EL Senf

2 EL Kräuteressig oder Zitronensaft

¼ TL Salz

¼ TL schwarzer Pfeffer

150 ml Rapsöl

2 g Bindobin

Zubereitung

1 Die Zutaten bis Pfeffer mit einem Mixgerät verrühren. Unter fortgesetztem Mixen langsam das Rapsöl und zum Schluss das Bindobin unterrühren.

2 Die Mayonnaise in ein Schraubglas füllen und zum weiteren Andicken in den Kühlschrank stellen (mindestens 30 Minuten).

Aioli (französische Knoblauchmayonnaise)

Rapsöl durch Olivenöl ersetzen und noch zwei zerdrückte Knoblauchzehen zufügen.

Vegane Salatcreme
einfach, fettmoderat

Zubereitungszeit: 5 Minuten
Ruhezeit: 30 Minuten

100 g enthalten:

170 kcal	2 g Kohlenhydrate
2 g Eiweiß	1 g Ballaststoffe
17 g Fett	

Zutaten für 200 g

200 ml Sojasahne

3 g Bindobin

1 TL Senf

½ TL Salz

¼ TL schwarzer Pfeffer

Zubereitung

Die Zutaten mit einem Schneebesen verschlagen und noch ca. 30 Minuten zum Andicken stehen lassen.

ANHANG

Buchtipps

Aus der Ernährungswissenschaft:
Claus Leitzmann, Markus Keller,
Andreas Hahn: Vegetarische Ernährung.
Ulmer UTB 2010

**Für den Übergang in eine gesunde
Ernährung:**
Dr. Sigrid Steeb: Vitalfasten. Schlütersche
Verlagsgesellschaft 2009

Zum Thema Epigenetik:
Peter Stork: Der zweite Code: Epigenetik.
Rowohlt Verlag 2009

Vegetarische Rezepte für Säuglinge:
Irmela Erckenbrecht: Das vegetarische
Baby. pala Verlag 2007

Zum Thema Massentierhaltung:
Karen Duve: Anständig essen. Galiani
Verlag 2011
Jonathan Safran Foer: Tiere essen.
Kiepenheuer und Witsch Verlag 2009

Zum Thema Ernährung früher und heute:
Gunther Hirschfelder: Europäische
Esskultur. Campus Verlag 2001

Internetadressen

Zum Thema Ernährung:
www.familienhandbuch.de (Staatsinstitut
für Frühpädagogik, München)
www.fke-do.de (Forschungsinstitut für
Kinderernährung, Dortmund)
www.dife.de (Deutsches Institut für
Ernährungsforschung, EPIC-Studie)

Zum Thema vegetarische Lebensweise:
www.vegeterra.de (Stiftung vegetarisch
leben, Hannover)
www.vebu.de (Vegetarierbund Deutschland, Hannover)
www.vegetarischfit.de (Magazin für
fleischfreie Ernährung)

Bezugsquelle für 2-kg-Edelstahl-Brotback-
form: www.teetraeume.de

Rezeptregister

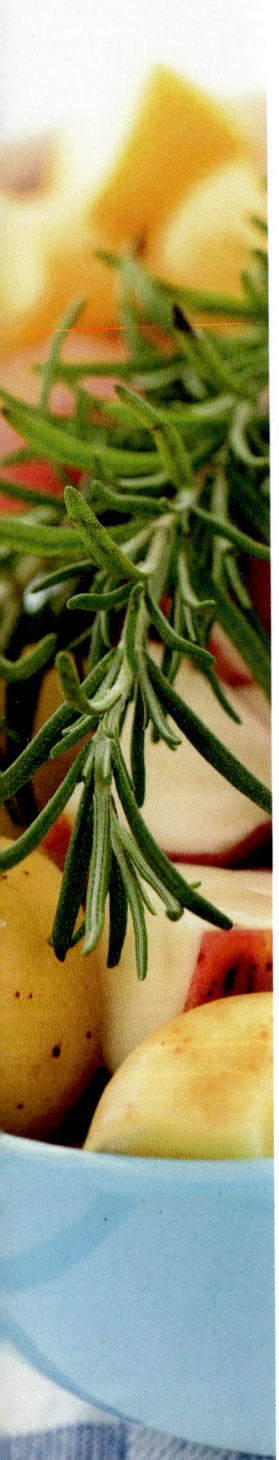

Bibliografische Information der Deutschen Nationalbibliothek
Die Deutsche Nationalbibliothek verzeichnet diese Publikation in der deutschen
Nationalbibliografie; detaillierte bibliografische Daten sind im Internet über
http://dnb.ddb.de/ abrufbar.

ISBN 978-3-89993-620-9 (Print)
ISBN 978-3-8426-8355-6 (PDF)

Fotos:
Umschlag: Titelfoto: GettyImages; vordere Umschlagklappe (innen): Natalia Klenova –
iStockphoto.com
Fotolia.com: Yevgeniya Shal: 1; Sarsmis: 2/3, 6; Cogipix: 4; Torsten Schon: 26, 180;
Teressa: 51; JJAVA: 77; Jola B.: 88; Brigitte Bonaposta: 94; Lantapix: 109; Ro: 111; Mark
Fairey: 115; Tatyana Nyshko: 116; Thomas Francois: 133; Sarsmis: 135; Xjrshimada: 137;
Liv Friis-larsen: 158; Fotovision: 160; Tomo Jesenicnik: 164; Olga Lyubkin: 166; Edyta
Pawlowska: 169; Friedberg: 171
iStockphoto.com: kristian sekulic: 10; eyewave: 28; Matka Wariatka: 56; nicolebranan: 58;
John Peacock: 63; Chris Elwell: 102; FotografiaBasica: 120, 173, 174; Nina Ricci
Fedotova: 121; Marek Mnich: 132; Doug Berry: 140; Heike Kampe: 141; Fajean: 146;
Endopack: 152; Robert Linton: 153; Jill Chen: 159; Milanfoto: 170; Stepan Popov: 177
123rf.com: Valentyn Volkov: 8/9; Elena Elisseeva: 16, 70, 72, 100, 142, 172, 188; Nicolas
Nadjar: 18; Mona Makela: 20; Joerg Beuge: 22; Cathy Yeulet: 30, 80;
Matthew Antonino: 32; Tobi: 37, 66; Jean-Marie Guyon: 47; Henrischmit: 48/49; Robert
Anthony: 55, 118, 143, 144; Elena Moiseeva: 61; Francesco Dibartolo: 64; Alex Bramwell:
69; Olga Lyubkin: 83; Dorota C.: 92; Juan Nel: 101; Louis Capeloto: 104; Marek Uliasz:
110; Elisabeth Coelfen:112; Mara Zemgaliete: 114; Sirylok: 124, Norman Kin Hang
Chan: 125; Miltonia: 130; Ivonne Wierink: 156; Kostyantine Pankin: 157; Irina
Vorontsova: 161; Viktorija Kuprijanova: 163; Corinna Gissemann: 168;
Jirkaejc: 179; Alessandro De Leo: 181
Ingo Wandmacher: 86/87, 91, 93, 99, 103, 107, 119, 123, 127, 129, 131, 134, 139, 147,
149, 155, 165, 167

© 2011 Schlütersche Verlagsgesellschaft mbH & Co. KG
Hans-Böckler-Allee 7, 30173 Hannover
www.schluetersche.de

Lektorat: Angelika Lenz, Steinheim an der Murr
Layout: Groothuis, Lohfert, Consorten, Hamburg
Covergestaltung: Kerker + Baum Büro für Gestaltung, Hannover
Satz: Die Feder Konzeption vor dem Druck GmbH, Wetzlar
Druck und Bindung: Grafisches Centrum Cuno GmbH & Co. KG, Calbe
Hergestellt in Deutschland.